JN055042

60歳から知っておきたい
認知症ではなく「うつ」だと知るための50のこと

長谷川診療所 院長
監修 長谷川 洋

徳間書店

はじめに　～あなたは、うつ病を認知症と早合点してはいませんか？

私の父であり、認知症の専門医であった長谷川和夫《はせがわかずお》（元・聖マリアンナ医科大学名誉教授）は晩年、認知症を患いました。

生涯をかけ、認知症の人が自分らしく生きられる社会の実現を目指した父は、自ら認知症となった後も、当事者としての体験を語り、その姿を見せることで認知症の人に寄り添う術《すべ》を教えてくれたように思います。私自身、父の著書『ボクはやっと認知症のことがわかった　自らも認知症になった専門医が、日本人に伝えたい遺言』を読み返すことで、今も再確認することができています。

私は医師として、また家族として認知症の父と向き合う際に、繰り返し聴いて心に残っている言葉があります。

「洋、俺とお前は同じ経験をしていないんだよ。俺はお前がどんな人と絆《きずな》があるのかわからないし、お前もわからないだろう？　だからお互いにわからない同士、尊重しようということだと思うな」

私は日々の診察で常にこの言葉を思い出しています。わからない同士だから、相手を変えようとせず、自分に変えられることがないか、患者さんの悩みを共に考え、解決の糸口を探しています。

ご自身が何となく物忘れが多くなってきたことに不安を感じたり、または皆さまの大切な方の記憶が薄くなっていき、さまざまな想い出を共有できないという寂しさを感じるようになったとき――。それは、新たな関係性の始まりかもしれません。認知症となった父自身から、認知症の人に寄り添う術を教えてもらい、日々の診療でも患者さんに教えてもらっています。

高齢になると、メンタルヘルスのトラブルに見舞われていくのは自然なことです。父は長年にわたる診療経験から、認知症の本質について、今までの生活ができなくなる「暮らしの障害」だとよく話していました。そしてこの概念は、認知症に限らず、うつ病などのメンタルヘルス全般にも共通することだと私は考えています。

認知症かもしれないと疑っていたら、実は「うつ病」だったというケースは多くあり、認知症の当事者がうつ状態を起こすことは少なくありません。また近年はうつ状態が先に現れて認知症に移行することもわかっており、うつ病は認知症の危険因子の一つであることも指摘されています。

認知症を介護する家族も長期間にわたる介護のため慢性疲労になり、うつ病を招くという状況も数多く生じています。このように、うつ病と認知症はとても密接な関係にあるといえます。

そうした近しい相関関係にあるうつ病と認知症。それゆえに見分けがつきにくく、周りの家族を困らせてしまう原因になることも少なくありません。だからこそ、多くの高齢者が直面する2つの病気のことを、まずはよく知っていただきたいと思います。

とくに老人性うつ（高齢者のうつ病）は機能的な回復が難しい認知症とは異なり、早期に見つけて適切に対処すれば改善する病気です。

そして老人性うつは一般のうつ病と同じ病気ではあるものの、精神的な症状よりも、健康状態の悪化など身体的な症状が現れやすいという特徴があります。そのことから老化現象と間違えられやすく、発見が遅れてしまいがちなのです。

つまり早い段階で適切に対処するには、身近にいるご家族など周りの方が言動などの変化に気づくことが重要といえます。

もしも親御さんの様子が「少し変だ」「いつもと違う」と感じたら、「何かの異変が生じているのでは？」と積極的に疑ってみてください。うつ病？　それとも認知症？　それを知るための基本的な知識を得ていただきたいと思い、本書の監修をお手伝いしました。

うつ病、および認知症への対処や治療は、周囲の方々の支えなくして決して成り立ちません。病気に見舞われた方を尊重し、支援をしていくことと同様に、ご家族の気持ちも尊重されつつ、それぞれの人生を生きていくことが大事だと私は思います。そうした想いを込めて、本書では認知症を患った父に向き合った日々を記したコラムも掲載させていただきました。

誰もが直面する可能性のある、うつ病や認知症の病いと闘う患者さん、介護されるご家族にとって、本書が何らかの手助けや応援ができる一冊になればうれしく思います。

長谷川診療所　院長

長谷川　洋

目次

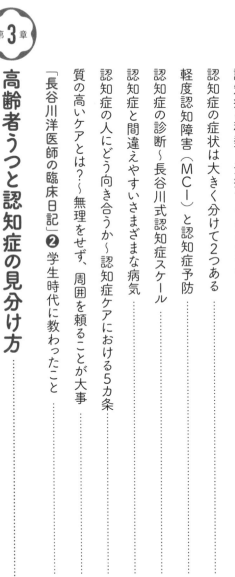

第5章

第6章 うつ病と認知症を併せ持った方への関わり方

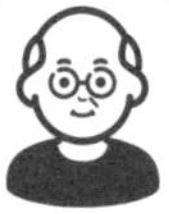

第1章

意外と知られていない「高齢者のうつ」

うつ病は年齢を問わず生じる病気です。なかでも高齢になると、さまざまな環境の変化に加え、加齢に伴う衰えや悩みなどが増して、うつ病になりやすいと考えられています。日頃気分がすぐれなかったり、いろいろなことにやる気が起きない、意欲が湧かない……といったことはありませんか？ 高齢者のうつ病が生じやすい状況には、どのようなものがあるのでしょうか。

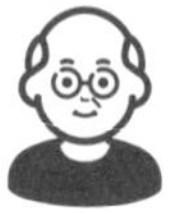

01 そもそも「うつ病」とは何なのか？

「うつ病」という病名を、「聞いたことがない」という人はおそらくいないでしょう。メンタルヘルスの問題が深刻化している今の社会で、うつ病はその代表格として広く認知されるようになりました。

うつ病は、多くの人が知っている病気であるのは確かなのですが、一方で、多くの人が「理解している病気」であるかどうかは、実はそうともいえないと私は思っています。というよりも、間違った理解をしている人のほうが多いようにも思うのです。

たとえばうつ病を辞書でひくと、このような記載がなされています。

「抑うつ気分、悲哀、絶望感、不安、焦燥《しょうそう》、苦悶感などがあり、体調がすぐれず、精神活動が抑制され、しばしば自殺企図《きと》、心気妄想《しんきもうそう》を抱くなどの症状を呈する精神の病気」

つまりうつ病には、うつ気分と体調不良という2つの要素があり、ひどいマイナス思考に陥《おちい》ってしまう状態です。悪いことやつらいことばかりを繰り返し思い出してしまい、やがては死のうとまでしてしまう怖い病気であるわけです。

この**「マイナス思考」というのが、とても心配な要素**です。物事を悪いほう悪いほうへと考えてしまう思考のことですが、心身とも疲れてエネルギーを喪失し、前を向けない状態であればあるほど加速してしまいます。

こうした「うつ気分」は心配な状態ではありますが、ただ誰でもマイナス思考に陥ることはあるでしょう。それがうつ病かどうかの診断基準には、「うつ気分の持続期間」が重要な意味を持ちます。アメリカ精神医学会が作成し、世界中で使われている診断基準（※）によると、**「うつ気分が2週間以上毎日、ほとんどの時間持続すること」**と定義されています。

（※）「精神疾患の診断・統計マニュアル第5版（DSM－5）」

安易にうつ病を疑ってマイナス思考を深めるのは避けるべきですが、一方で「持続期間が2週間でないから安心だ」と早合点するのも危険です。2週間はあくまで目安と考え、周囲の人が見たときの自分の状態がどうであるか、耳を傾けていくことも大切でしょう。

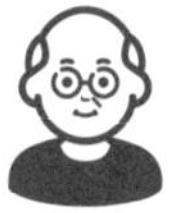

02

怖いのは、うつ状態がもたらすマイナス思考

うつ状態になると、はたから見れば何もせずに休んでいるように見えるかもしれませんが、実際にはゆっくり休むことができていない場合が多くあります。

つまり**うつ病になると、うまく行動することも、上手に休むこともできない状態になっていることがもっぱら**です。行動が減っていくぶんだけ悪いほうへと思考がマイナスに向かい、あらゆることを否定的にとらえるようになります。こうした**マイナス思考の加速が、うつ病の怖いところ**なのです。

うつ病がもたらすマイナス思考には、いくつかのパターンがあります。一つは自分のことをマイナスに考え過ぎること。自分は物覚えが悪い、自分はダメな人間だ……と過剰に自分を責めるようになります。

また自分だけでなく、周りの人や物事をマイナスに考え過ぎる傾向が顕著《けんちょ》になっていくのもパターンの一つです。さらに、物事を安易にうまくいかないと決めつけたり、他人の気持ちを深読みし過ぎたりするような、一種の被害妄想にとらわれることもあります。

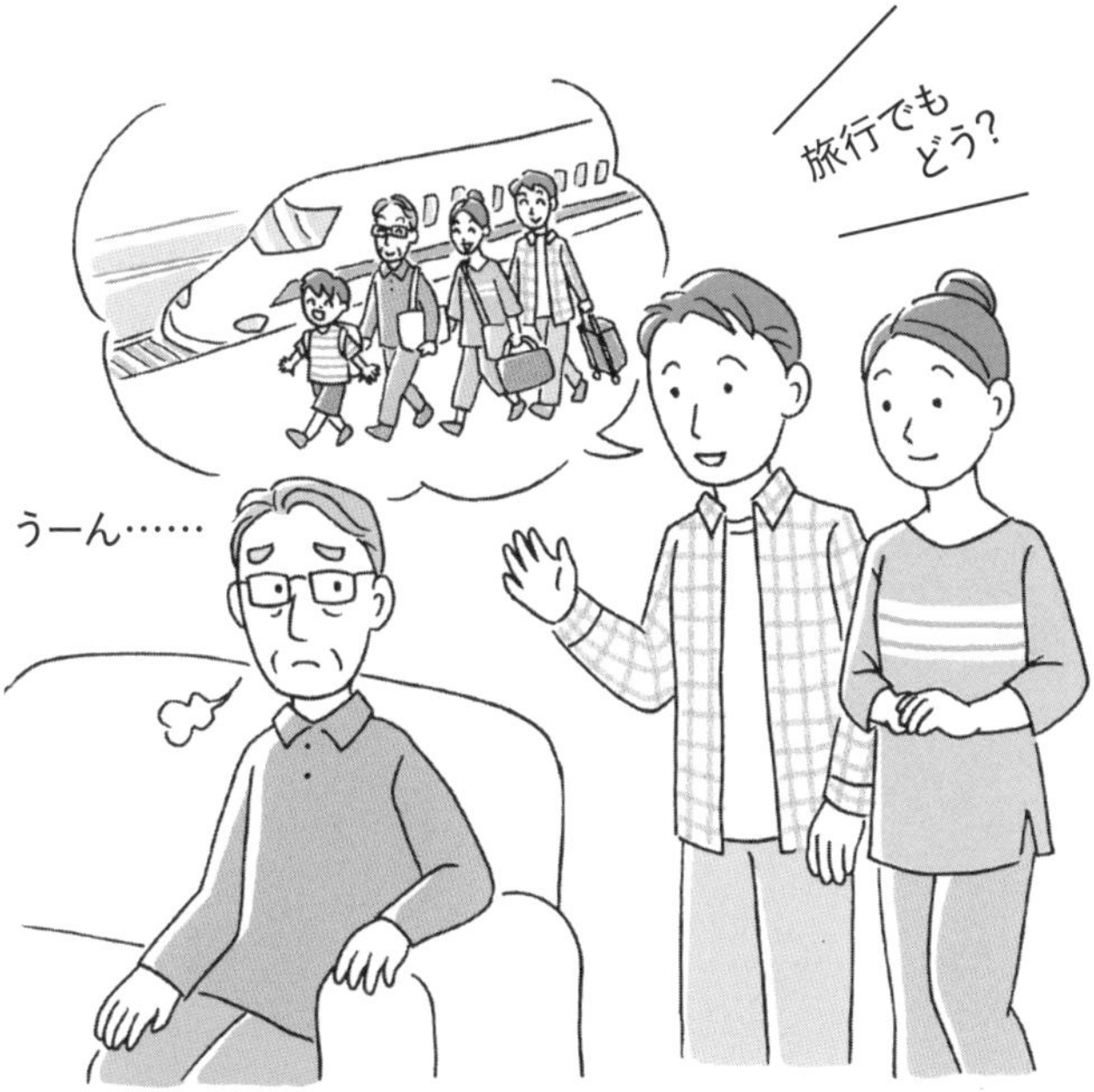

よく診察の際に、うつ状態で苦しむ患者さんのご家族から、「気分転換に旅行に連れていきたいのですが、どうでしょうか？」と聞かれることがあります。

本来、旅行は楽しいものですが、うつ状態ではそれを楽しむことができません。むしろ周囲と楽しい気持ちを共有できないことで、さらに自分はダメだ……と思ってしまう危険もあります。

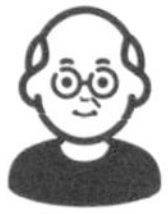

03

うつ病の4割以上は60歳以上が占める!?

厚生労働省の調査によると、日本国内のうつ病患者数は約120万人とされています。うつ病は年齢に関わらずかかる病気ですが、この中で60歳以上の高齢者が占める割合は決して低くありません。**60歳以上の「老人性うつ」は、うつ病の患者さんの約4割を占める**とも考えられています。

具体的に、警察庁の「自殺統計」や総務省の「人口推計」などから算出した、年齢別の「病気の悩み・影響（うつ病）を原因とする自殺死亡率」の推移を示した統計がありますのでご覧ください。

平成20年には70歳代が、26年には40歳代がもっとも高くなっているものの、有病率と自殺死亡率とも、おおむね50歳代から60歳代、70歳代が高い逆U字型の形状を見せて

年齢階級別気分（感情）障害（躁うつ病を含む）における有病率及び（病気の悩み・影響〔うつ病〕）を原因・動機とする自殺死亡率の推移

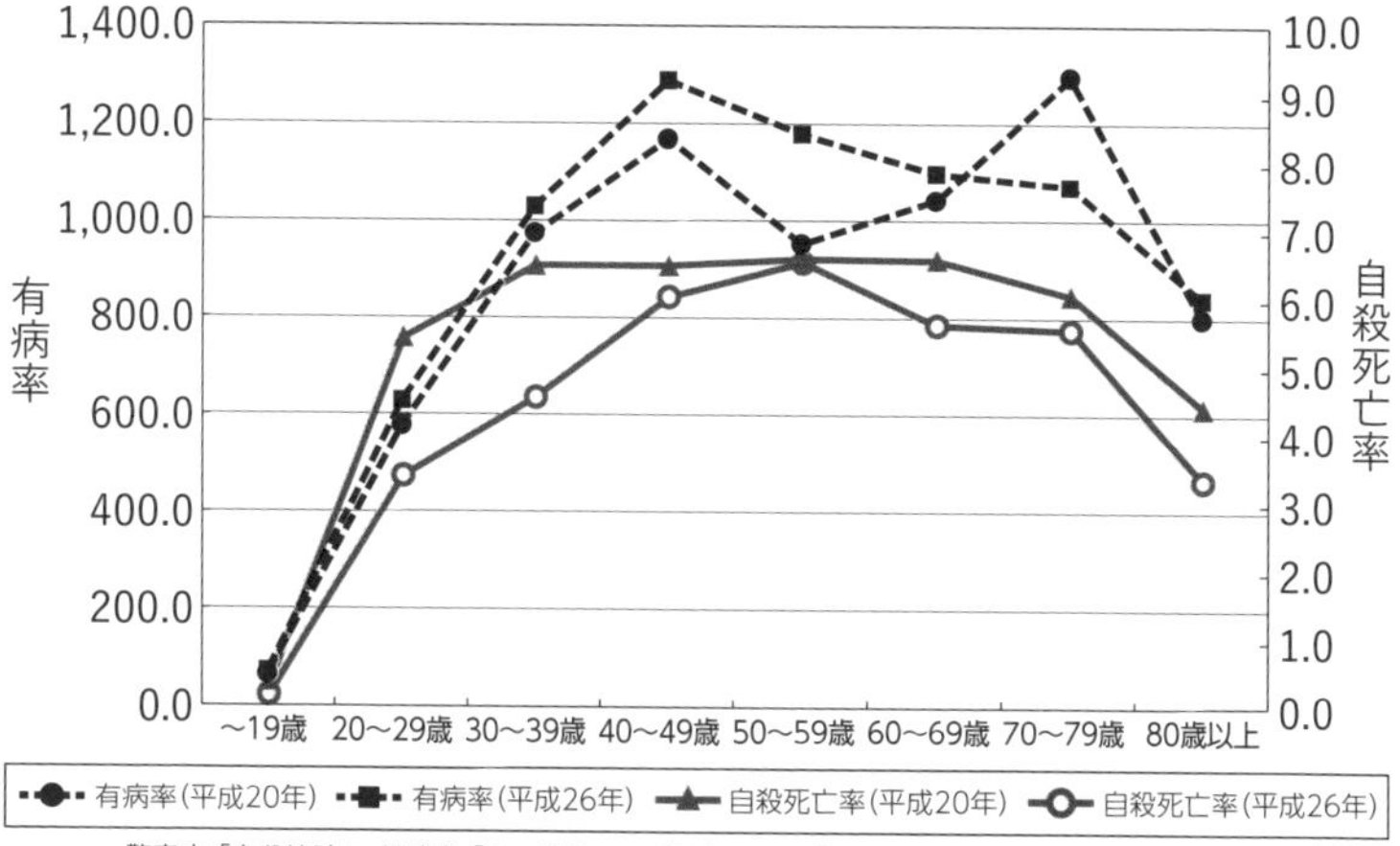

警察庁「自殺統計」、総務省「人口推計」及び厚生労働省「患者調査」より厚生労働省自殺対策推進室作成

います。年々自殺死亡率は低下しているものの、50～70歳代では高い割合を示しているわけです。自殺者の4割は「うつ病」の診断にあてはまり、うつ病患者の自殺率は、一般人口の数十倍ともいわれているほど深刻な問題です。あとの章で詳しく述べますが、**50歳から60歳代以降は身体だけではなく、心も疲れやすくなります。若い頃にあったはずの、ストレスを発散しようという気力さえ衰えてしまいがち**です。

さらに**60歳代は前頭葉の萎縮や機能低下など、脳の老化が始まる年代**でもあります。なんだか元気がないし、言動にも覇気《はき》がなくなるといった兆候が現れるようになると注意が必要です。

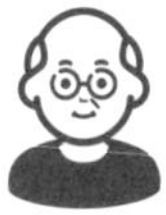

04 多くの高齢者が、うつ病なのに見過ごされた状態

「老人性うつ」という言葉を聞いたことがある方もおられるかもしれませんが、これは正式な病名ではありません。一般的に、65歳以上の方がうつ病を発症したときに、このように表現することがあります。

つまり老人性うつも、うつ病と同様の病気です。あらゆることに対する意欲や、思考力が低下したり、興味や関心を抱く気持ちや前向きさを失ったりするなど、うつ病と同じ症状によって日常生活に支障をきたしてしまうのです。

そして問題なのは、**高齢者のうつ病やうつ状態の場合、とかく周囲に気づかれずに放置されてしまう**ことです。認知症と間違われやすいことや、高齢になるとさまざまな病気の治療が必要になる場合も多く、「元気がない」「意欲がなくなった」という状態も、他の病気と関連づけられてしまいがちです。

その結果、うつ病の症状があったとしても周囲にそう認識されず、適切な処置もされずに状態が悪化してしまう危険があるのです。

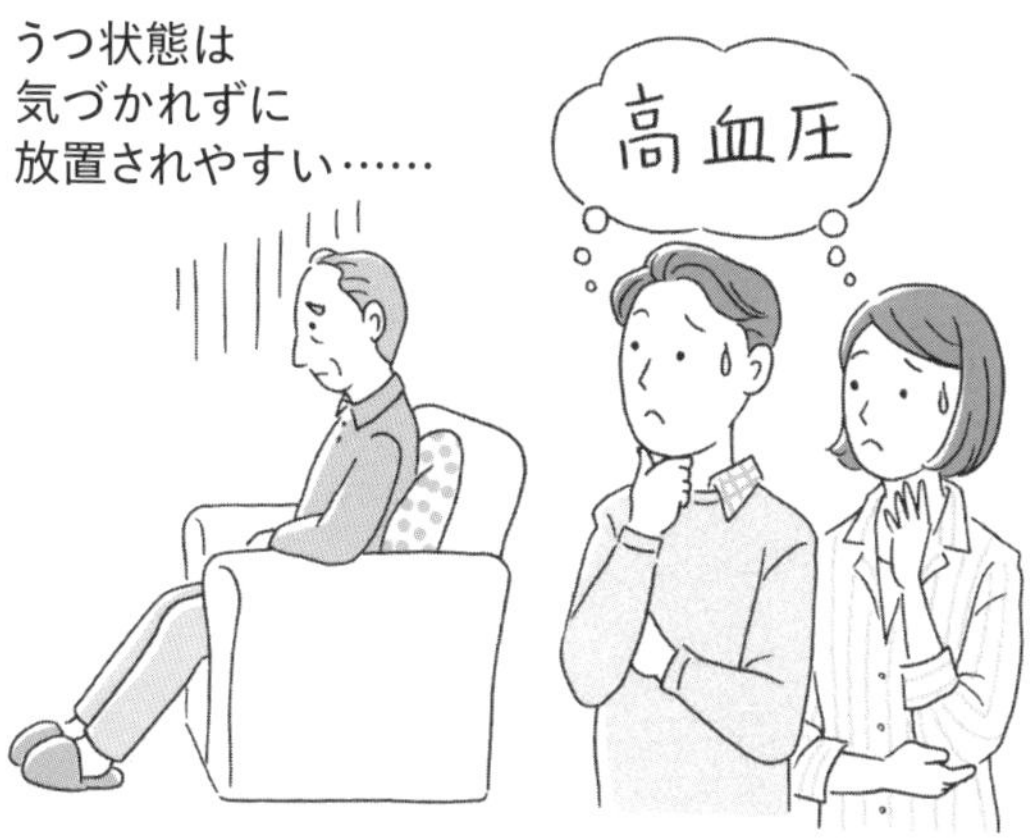
うつ状態は
気づかれずに
放置されやすい……
高血圧

具体的には、**高血圧や糖尿病、慢性の呼吸器疾患、胃潰瘍《いかいよう》などで長年治療を続けている方も多くおられ、それらが心身の不調の原因と解釈されてしまう例**が多く見られます。逆にいえば、元気がなくなったり活動的でなくなっているのをうつ状態のためだと安易に考えてしまうのも危険で、うつ病の治療中に様子に変化が感じられたときには、身体面の検査や診察を受けることも大事といえます。

こうした難しさを伴うのが高齢者のうつ病ですから、病気に対する理解や知識を深めていきながら、適切な対応が取れるようにしていくことが肝心《かんじん》です。

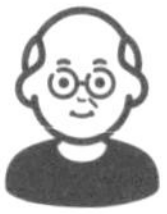

05 なぜうつ病になってしまうのか？

うつ病がどうして起こるのか、明確な原因はまだ十分には解明されていません。ただ、**さまざまな研究によってわかっているのは、「うつ病を引き起こす原因は一つではない」ということ**です。

何らかのつらい出来事が発症のきっかけになることもありますが、その前提としていくつかの要因が重なっていることが少なくありません。たとえば、大切な人との死別や、仕事や財産、健康状態などの大切なものを失ってしまう喪失感、人間関係や家庭内のトラブルなどが要因の一つになることもあります。

詳しくは第4章以降でもふれていきますが、とくに高齢者のうつ病の患者さんの多くは、何らかの緊張状態、いわゆる強いストレスを感じて来院される方が多いようです。

つまり、前述したようなさまざまな要因について総じていえるのは、**「ストレスを感じ**

ること」が深く関係しているという事実なのです。

高齢になると、自分の体のことや経済的な不安、家族との別れなどで現実的に「何かを失っていく」経験を多くしていくようになります。**必然的に、ストレスが慢性的にかかりやすい状況にある**わけです。

しかも一人でそのことを考え込んでしまい、自分で何とか対処しようと頑張ってしまうのも、高齢者のストレス状況の特徴といえます。これまでの人生でさまざまな苦難や苦労を乗り越えてきた経験が自身のプライドとなって、ほかの人に相談したり、悩みを打ち明けられない状況を自らつくってしまうこともあります。

高齢者はストレスをストレスと意識しないまま、実は多くのストレスを抱えてしまい、知らないうちにうつ病へと発展してしまう傾向があるように思います。

ストレス状態でうまく眠れなくなる、食事が美味《おい》しく感じられなくなるなど、さまざまな体調不良を感じてうつ病の初期症状が現れるようになると要注意です。

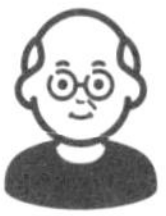

06 ストレスとの上手な付き合い方を知ろう

私たちが普段何気なく使う「ストレス」という用語は、もともとは物理学の分野で使われていたものでした。物体の外側からかけられた圧力によってゆがみやひずみが生じた状態を指した言葉を、カナダの医師・ハンスセリエ博士が医学的に使ったことが始まりとされています。

医学的な切り口でのストレスは非常に幅広い概念で使われ、暑さや寒さなどの気候でも感じますし、痛みなどの身体的症状や、怒りや悲しみといった心理的な側面でももたらされます。つまりは**私たちの生活の中で、ストレスをなくすなどということはとうてい無理なこと**なのです。

ですから、うつ病の主な要因がストレス……といっても、それを排除しようなどと考える必要はないと私は思います。

ストレスを自分で何とかしよう、解決しようなどと深く考え過ぎないようにするのが大事であり、**ストレスを肯定し、日々のストレスと上手に付き合っていくことを考えるほうが、より前向きな自分**になれます。

私はよく、ストレスというものは料理における塩やコショウのようなものだと話します。塩とコショウが強すぎてはどんな食材も料理も美味しく味わうことはできませんが、かといって塩とコショウをまったく使わない料理も味気ないものです。

塩とコショウは、自分でほどほどに使いこなせば、アクセントや少しのパンチが効いた美味しい料理になっていきます。

毎日の生活もそれと一緒で、何も用事がない無機質な日が続くよりも、何か無理のない用事が１日に一つくらいあるほうが、生活のメリハリだって生まれるに違いないでしょう。

そうやって**ストレスを上手にコントロールしていくことが、うつ病という精神的な重圧から自分を逃がしてあげることにもつながる**のです。

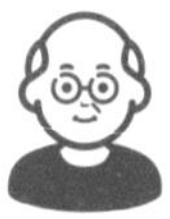

07 ストレスを抱えやすい性格とは？

「わたしはストレスを感じることがないんですよ」たまに、そんなうらやましいことをおっしゃる方に出会います。

実際にはどんな人でも多かれ少なかれ、ストレスは抱えているもの。でも、それを強く自覚してしまう人と、そうでない人は確かにいます。後者の人はつまり、**ストレスと上手に付き合える人**です。

では、ストレスとうまく付き合うことで「ストレスを感じない」といえる人と、そうでない人の違いはいったいどこにあるのでしょうか。

それは、多くの場合で性格に起因するものです。

私が長く臨床に携わってきたなかで感じる、うつ病の方に見られる性格の共通点。象徴的なのが、**「几帳面《きちょうめん》でまじめ、責任感が強い完璧主義」といった性格**です。

何事もきちんとやり遂《と》げなければ気が済まない。テストで90点を取っても、できなかった10点のほうを悔《く》やんでしまうような方。妥協を許さず向上心につながる一方で、**できなかったことを気にしてマイナス思考に陥ってしまうリスク**もはらんでいます。

「まあいいか」「なんとかなるさ」……といったケセラセラの考え方ができれば良いのですが、なかなかそうもいかず、気にしすぎや心配しすぎの傾向が強く、ストレスをためこみやすい性格といえます。

こうした性格の人ほど、**実は会社や家庭でも周囲から頼られがちで、責任感の強さから頑張ってしまいがち**です。適当にやることができず、やがて役割を果たすことが重荷になって、心に負担が蓄積していってしまいます。周りの人から、「ムリしなくていいから。適当にやればいいよ」といわれても、適当にやることがまた新しいストレスになってしまうので難しいのです。

その場合、薬をうまく使ってストレスを軽くすることを考えてもいいと思います。また悩みを一人で抱え込まないよう、医療機関で定期的に話をすることや、継続して相談することも大切な一つといえるでしょう。

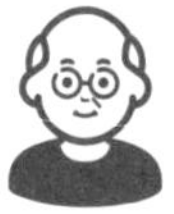

08

うつのときは疲れていてもうまく休めない

ストレスがかさんでマイナス思考がひどくなり、うつ状態になっていくと、疲れて何もできないのはもちろん、休むこともうまくできなくなる……という状態に陥ります。これは、はたから見ると何もしていない様子に映り、「ゆっくり休めている」……と理解されることもあります。

でも実際には、休息する＝リラックスしているという状態とはほど遠く、休んでいるなんてとんでもありません。**うつのときは、うまく行動することも、うまく休むこともできない状態になっていることが多い**のです。

こうしたうつ状態は、止まってエンジンをふかし続ける自動車にたとえられます。遠目には駐車場で止まっているように見える自動車が、実はエンジンがかかっていて、

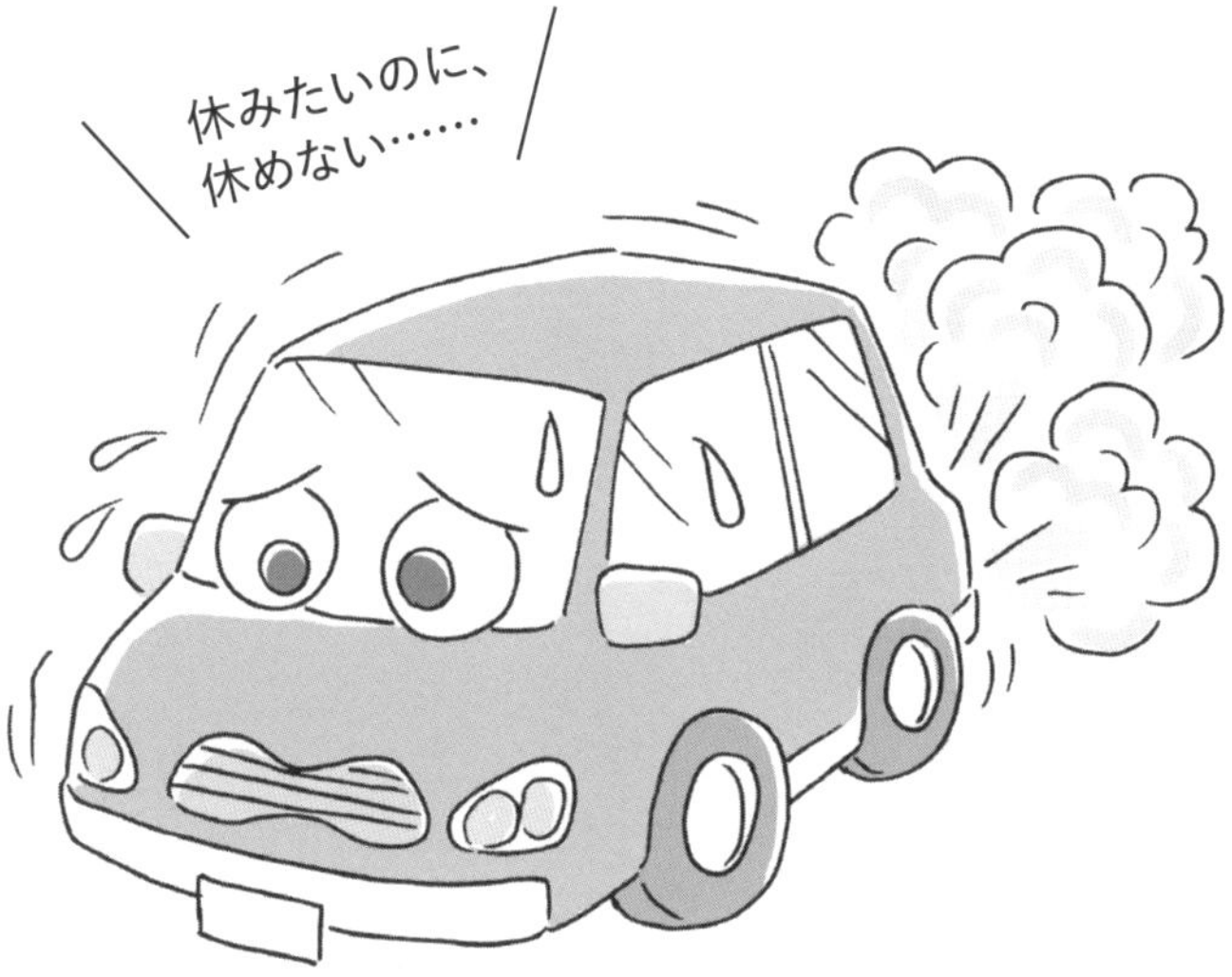

アクセルを踏み続けて空ぶかしをしているような状態。実際には車は走っても動いてもいないものの、ガソリンだけはどんどん消費し、車体も少しずつ劣化しているわけです。

つまり、**うつ状態のときは、はたからは何も活動していないように見えても、そこに留まってマイナス思考で物事を考え続け、体力や気力といったエネルギーをどんどん消費し続けている**わけです。

「気にせずゆっくり休んでください」とお話ししても、ご自身としてはなかなかうまく休めないのが、うつ状態の苦しいところだといえるのです。

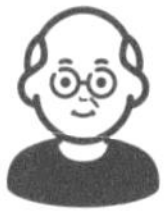

09 うつ病と睡眠障害の恐ろしい関連性

うつ状態やうつ病でよく見られる症状で深刻なものに、「睡眠障害」があります。なんだか気分がすぐれない、やる気や気力が湧いてこない……そんな状態を自覚することは多々あるかもしれませんが、「眠れない」「眠れていない」という症状が頻繁《ひんぱん》に出てくると、「うつ病では？」と自覚することにつながりやすくなります。

うつ病を疑っても、ご本人はなかなか病院を受診する気にはなれないものですが、実際に**「眠れない」ことは生活するうえで大きな苦痛になりますから、不眠が医療機関に足を運ぶきっかけになることは多い**のです。

とくにうつ病の際の睡眠障害の特徴として、**「一度眠っても、真夜中や朝早くに目覚めてしまって、そこから眠れなくなる」ことや、「目覚めるときにドキドキしたり、息**

苦しさや嫌な汗が出る」といったいつもと違う状態を自覚することもあります。

ご自身は単に眠れないだけでなく、そうした不調も感じるようになるため、「眠れないなら本でも読めばいいんじゃない？」「無理して眠ろうとしなくても、眠くなったら自然に眠れるよ」などというアドバイスも決して効果的なものにはならないのです。

また、睡眠不足が続くと日中の疲れやすさや注意力の低下にもつながり、イライラ感が起こるなどストレスを増幅させてしまいます。うつ病を悪化させる負のスパイラルも心配されるところです。


高齢になるにつれて、普段の生活の中でこうした体の悩みを抱えるようになりますが、「仕事や子育てで忙しい子どもたちには心配や負担をかけたくない」などと考え、多くの人が問題を一人で抱えてしまいがちです。それがうつ病を患うことにつながり、引き金になって認知症を誘発してしまう可能性があることもわかっています。

次の章では、高齢者にとってうつ病と深い関係にある、認知症の実際について見ていくことにしましょう。

長谷川洋医師の臨床日記

～精神科医の父から教わったこと

長谷川洋先生の実父、長谷川和夫先生は聖マリアンナ医科大学の精神科教授として、認知症治療の第一線で長く活躍した臨床医でした。

「長谷川式認知症スケール」の診断基準も発表するなど、多くの実績を残した同医師自身が、認知症を発症したのが平成28年頃のこと。父の認知症の治療や介護に正面から寄り添った長谷川洋先生に、臨床を通じて感じたことをコラムとして記していただきました。

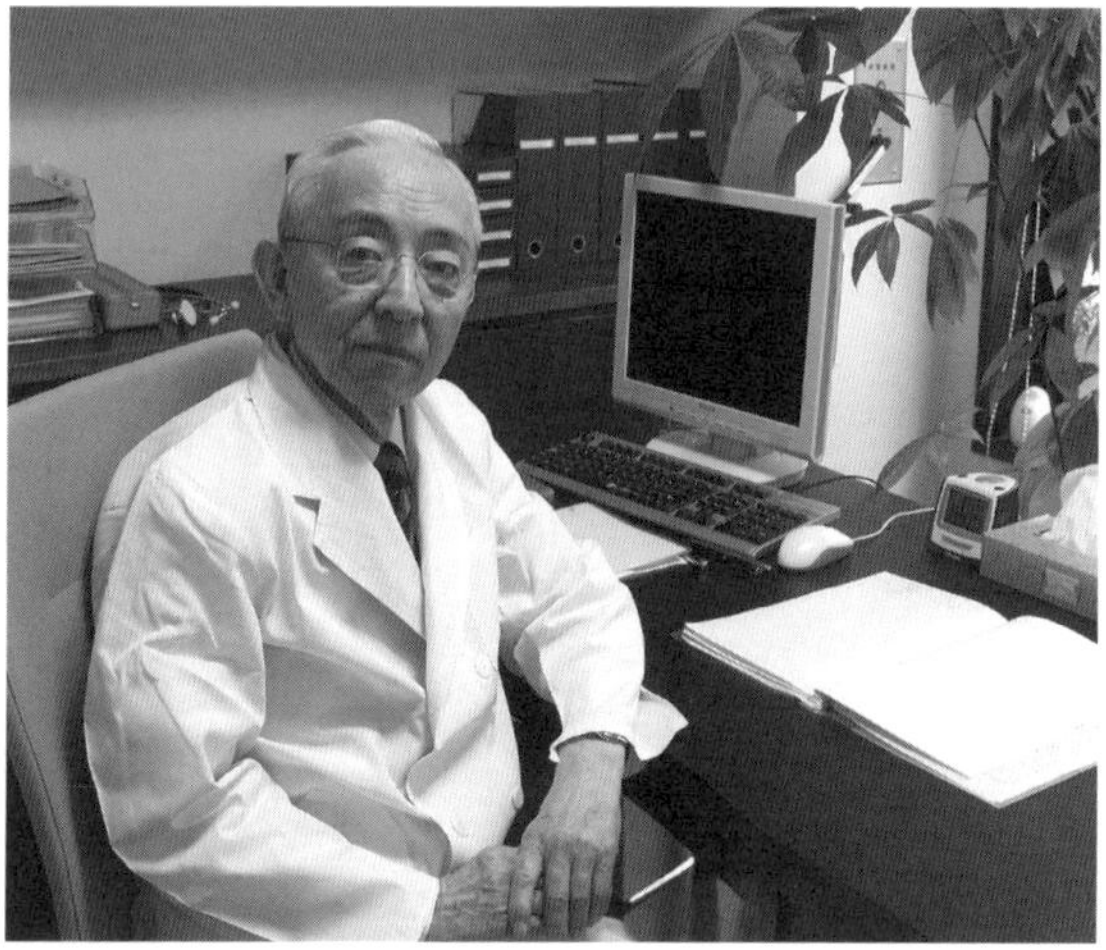

長谷川 和夫
（はせがわ・かずお）さん

1929年愛知県生まれ。認知症介護研究・研修東京センター名誉センター長、聖マリアンナ医科大学名誉教授などを歴任。1974年、精神科医として認知症診断の指標となる「長谷川式認知症スケール」を開発。「パーソン・センタード・ケア」の普及に力を注ぎ、認知症医療の第一人者と呼ばれた。「痴呆」から「認知症」への名称変更の際も尽力。2017年に自らの認知症を公表し、社会的反響を呼ぶ。2021年11月13日逝去。享年92。

写真提供／長谷川洋 医師

❶ 子どもの頃、教わったこと

父の後ろ姿を見てきたことで仕事の大変さを教えてもらいました

私には2人の姉がおり、一番上の姉とはよくけんかをしていましたが、父はけんかに介入することはありませんでした。よくいえば見守るというスタンスで、家庭内のことは母にまかせっきりの状態だったと思います。

父は聖マリアンナ医科大学の教授となり、東京板橋の自宅を朝6時過ぎに出発し、病棟の看護師さんたちの申し送り、引き継ぎに参加し、夜は22時過ぎに帰宅する生活でした。また海外での研究会にも参加し、1~2カ月と留守にすることも多くありました。

母が自宅でピアノ教室をしており、姉2人もピアノを一日練習し、私は自宅内で医療関係のことにふれる機会はほとんどありませんでした。ただ時々、自宅に父が脳波の冊子を持ってきて一緒に見ていると、「とげ（脳波所見の異常波）を見つけてごらん」といわれ、「これは？」と尋ねたりしたのは懐かしい思い出です。

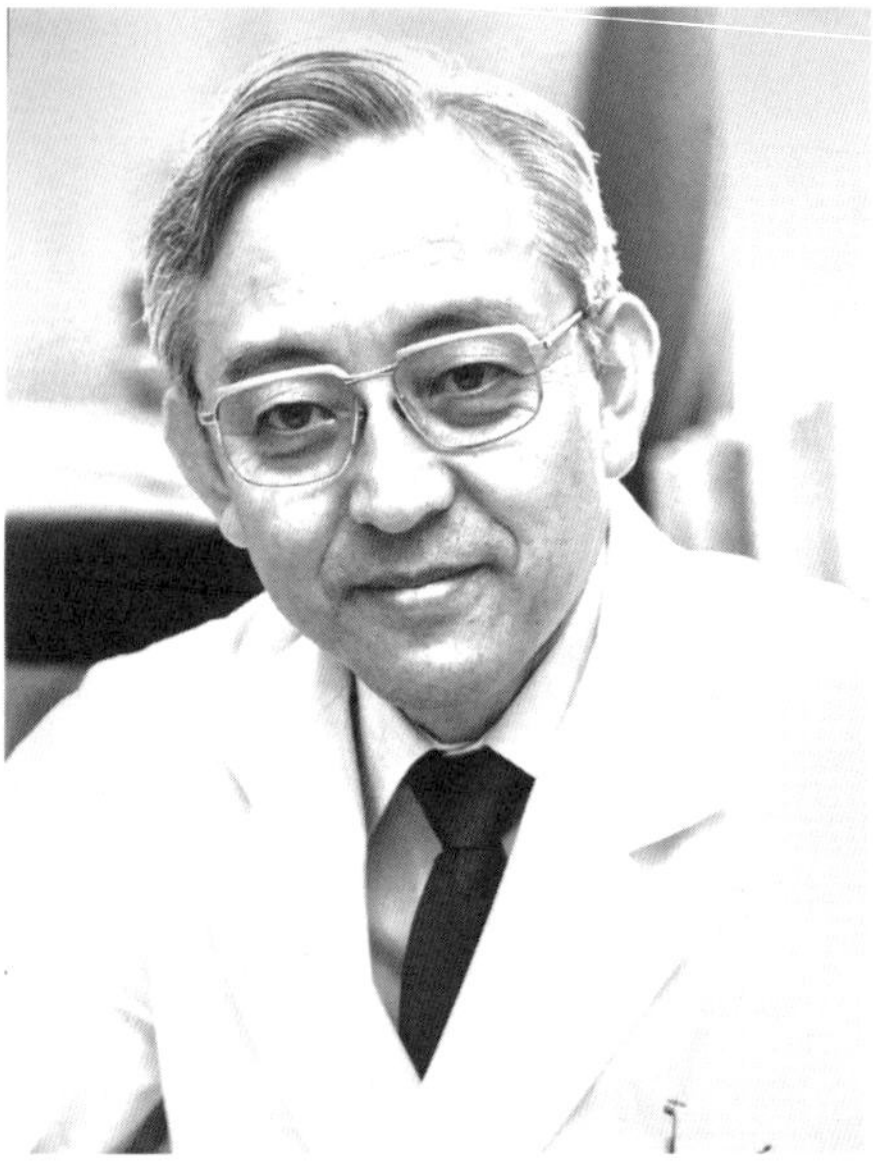

平成5年頃の父。聖マリアンナ医科大学病院にて

まれに家の前でキャッチボールをしても、父は短時間で疲れてしまうということが多かったのですが、忙しい合間に相手をしてくれていたのだと思います。

私が中学、高校生の頃には、重い足取りで自分の部屋に向かう父の後ろ姿をよく見ました。父は仕事を生きがいとして熱中して取り組んでいたのだと思いますが、自宅でも、もうひと踏ん張りと思い書斎に向かっていたのでしょう。この姿を見たおかげで、仕事のしんどさ、大変さを教えてもらっていたように思います。

その一方で、父ですらいつも前向きに意欲的に仕事に向き合えていたわけではなく、ソファーで「ゴルゴ13」を読んでいた姿も目にしていたので、自分が時折仕事をためてしまうのも、スマートフォンのゲーム「ポケモンＧＯ」をするのも、誰でもそういうことはあるものだと自分を許すようにしています。

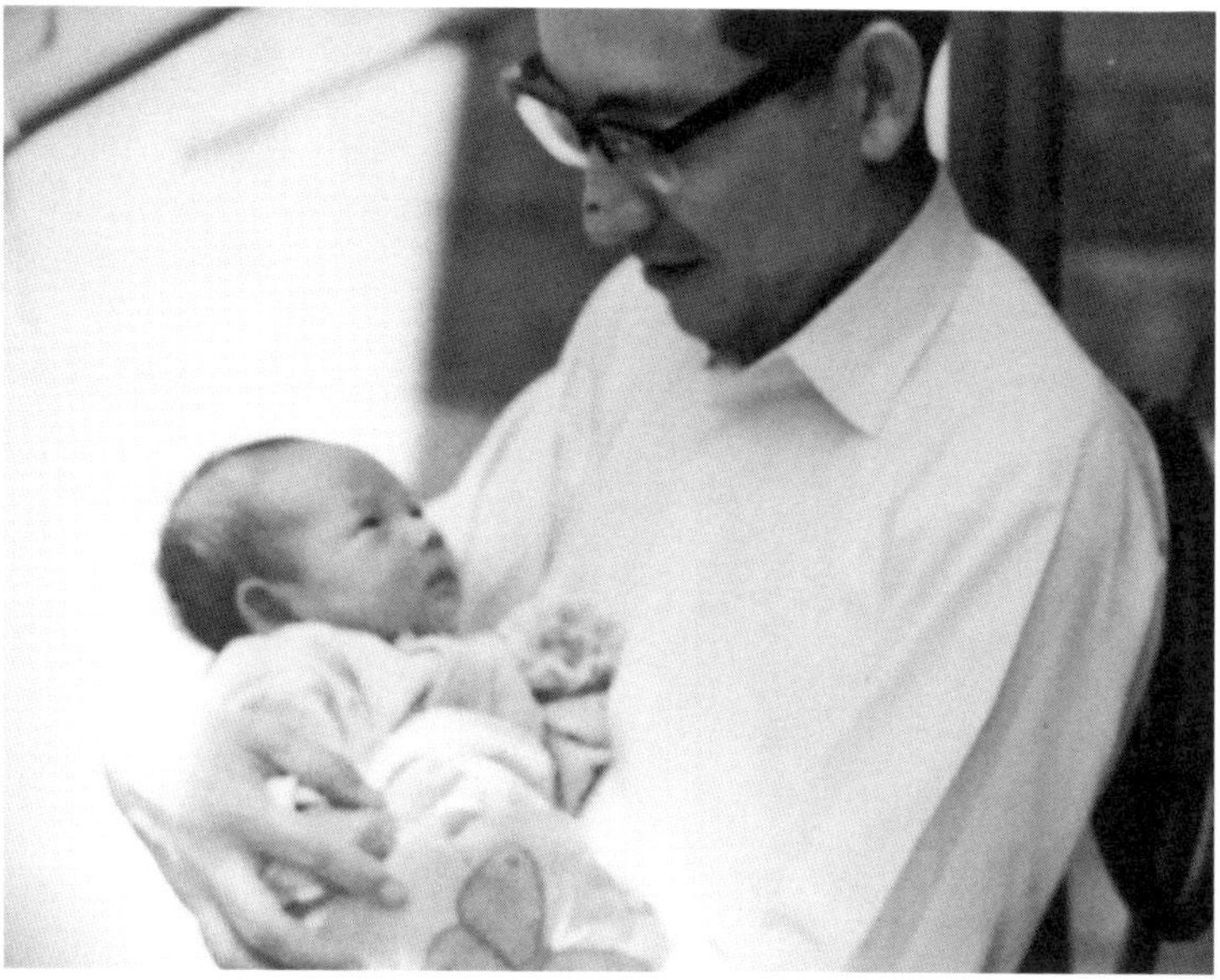
昭和45年、生後間もない私を抱きかかえる父

私が高校生の頃、入浴していた父が「苦しい――」と言いながら風呂から裸ででてきたことがありました。

母も私も固まって数分でしょうか、父が「大丈夫だ」と言ってそのまま救急車も呼ばず、病院へ受診もしなかったのですが、今思えば狭心症の発作だったのでしょう。命に関わる状態で、すぐに救急で病院受診をすべきだったと思います。

晩年、父が心臓の検査をすると、太い血管が一つ詰まっている所見がありました。父は認知症になり、つらいこともあったと思いますが、父が認知症になるまで長生きしてくれたおかげで、たくさんのことを教

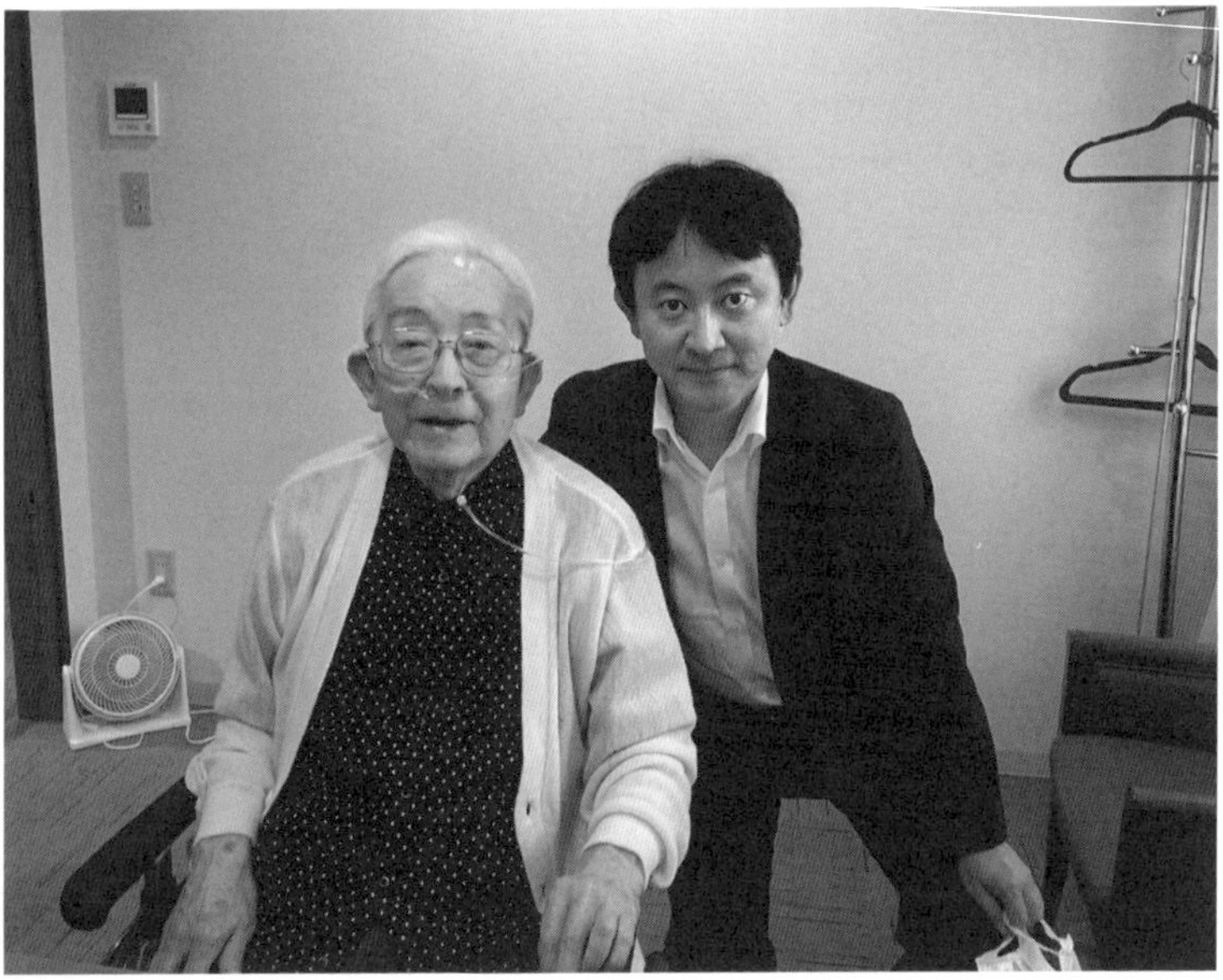
令和3年当時、老人ホームに入所した父と面会

えてもらいました。

私は今年53歳になりました。父が53歳のとき、私は小学6年でした。父からの遺伝か高尿酸血症、高血圧の治療をすでにしておりますが、私も運良く90歳超えができたら、父が話していたことに共感できる域に入れるのかなと思っています。

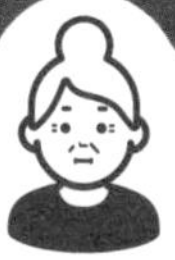

第2章

高齢者のうつは、認知症と間違われやすい

最近なんだか元気が出ない、これまでできていたことができなくなった……高齢の方がこうした状態のとき、まず心配になるのが認知症だと思います。高齢者のうつ病は、とかく認知症と間違われることが少なくありません。2つの病気の違いを理解してもらうために、認知症についての基本的な知識を紹介します。

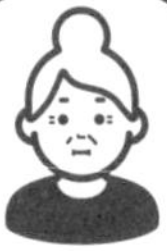

10 高齢者のうつと認知症はどう関連している？

「最近なんだかボーッとしていることが多い」「意欲が湧かなくなった」「できていたことが思うようにできない」……そう感じて本書を手に取っておられる方もいると思います。

そんなとき、うつ病の可能性もあるわけですが、やはり多くの人は、まず「認知症？」ということを疑うのではないでしょうか。

認知症は「脳に何らかの問題が起こる」ことで生じる病気で、一方のうつ病は「抑うつ状態が長く続く」ことで、無気力になるなどの症状が現れるようになります。そして、認知症とうつ病では原因が違いますから、治療方法や対処方法も当然異なります。

近年になって、**うつ状態が先に現れ、認知症に移行することがわかってきています。うつ状態は認知症の危険リスクの一つであるとともに、ときには認知症とうつ病を併発している場合もあります**。つまり、うつ病と認知症は高齢者にとって深刻な2つのメンタルの病気であり、特徴を把握して見極めることがとても大切になってくるのです。

私の父は、**長年にわたる診療経験から、認知症の本質とは「今までの生活ができなくなる〝暮らしの障害〟」**だと話していました。この概念は認知症に限らず、うつ病などのメンタルヘルス全般にも共通することだと思います。

高齢者の場合、さまざまな事情から、それまで好きだったことをやめざるを得なくなったり、できなくなったりすることがあります。暮らしの中から楽しみや潤いが減っていく「暮らしの障害」が生じることによって、認知症やうつ病の発症リスクを高めていくことにつながるように思うのです。

東京慈恵会医科大学の繁田雅弘教授は、認知症の方の治療目標として「物忘れを治すのを目標にするのではなく、気持ちが安定して過ごせること、今できていることを継続して行えるように保つことが大事」と話され、私も診察の際にご本人やご家族にお伝えしています。まずは**日常の「暮らしの障害」を取り除くことが、認知症をケアしていくうえで大切**であるように思います。

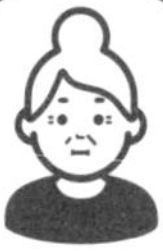

11 認知症の種類と発症するメカニズム

認知症を発症する原因疾患にはさまざまなものがあり、その数はおよそ70におよぶといわれます。脳内疾患がもっとも多く、ほかにも内分泌・代謝病、中毒性疾患などの全身性疾患が原因になることもあります。

認知症にはいくつかの種類があり、頻度として多いものは**「アルツハイマー型認知症」で全体の50~60%を占め、次いで「脳血管性認知症」の30%、「レビー小体型認知症」「前頭側頭型認知症」の10%となっています。**

アルツハイマー型認知症は加齢が一番の危険因子であり、完全に予防するのは難しく、主には生活習慣に留意することが重要であるといえます。

アルツハイマー型認知症は、**「アミロイドβ」と呼ばれるタンパク質が脳に異常に溜**

認知症の種類

種類	症状
アルツハイマー型認知症	もっとも多い認知症で、記憶障害(物忘れ)から始まる場合が多い。主な症状としては、段取りが立てられない、気候に合った服が選べない、薬の管理ができないなどさまざまなものがある。
脳血管性認知症	脳梗塞や脳出血、脳動脈硬化などによって、一部の神経細胞に栄養や酸素が行きわたらなくなり発症する。記憶障害や言語障害などが現れやすく、アルツハイマー型と比べて早いうちから歩行障害も出やすい。
レビー小体型認知症	幻視や筋肉のこわばり(パーキンソン症状)などを伴う。「小刻み歩行」になって転倒が増えることから「転ぶ認知症」と呼ばれることも。
前頭側頭型認知症	会話中に突然立ち去る、万引きをする、同じ行為を繰り返すなど、性格変化や社交性の欠如が現れやすい。

出典：政府広報オンライン「もし、家族や自分が認知症になったら 知っておきたい認知症の基本」より一部改編

まることが原因の一つと考えられています。脳に溜まったタンパク質が、脳神経の変性を引き起こして神経細胞の働きを損なっていき、やがては神経細胞を死に至らしめます。なぜ脳にタンパク質が溜まってしまうのかは、まだ明確にはわかっていません。

ちなみに2023年9月、アルツハイマー型認知症の新薬「レカネマブ」が、厚生労働省によって正式承認されました。アルツハイマー型認知症の早期に使用する薬剤であり、同治療の大きな転換点になることが期待されています。

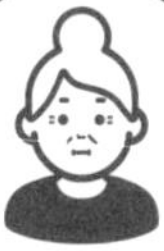

12 認知症の症状は大きく分けて2つある

認知症の症状には、基本的な症状である「中核症状」と、これに伴って起こる「行動心理症状（BPSD）」の2つに分けられます。

中核症状は脳の障害が原因で起こる症状で、記憶障害、見当識障害、言語障害、理解・判断力の低下、実行機能の障害があげられます。

一方の行動心理症状は、心理的な状態や環境要因、また身体疾患の合併などによって起こるもので、具体的には不安やうつ状態、妄想や幻覚、徘徊《はいかい》、興奮や攻撃性、せん妄《もう》といった行動や症状になって現れます。現れ方に個人差があるのも特徴の一つです。

アルツハイマー型認知症の主な症状とその経過を左のページに示しました。通常の高齢者の物忘れから始まり、脳の病変が進行するにしたがって、軽度から中等度、さらに高度と進んで認知機能は低下していきます。

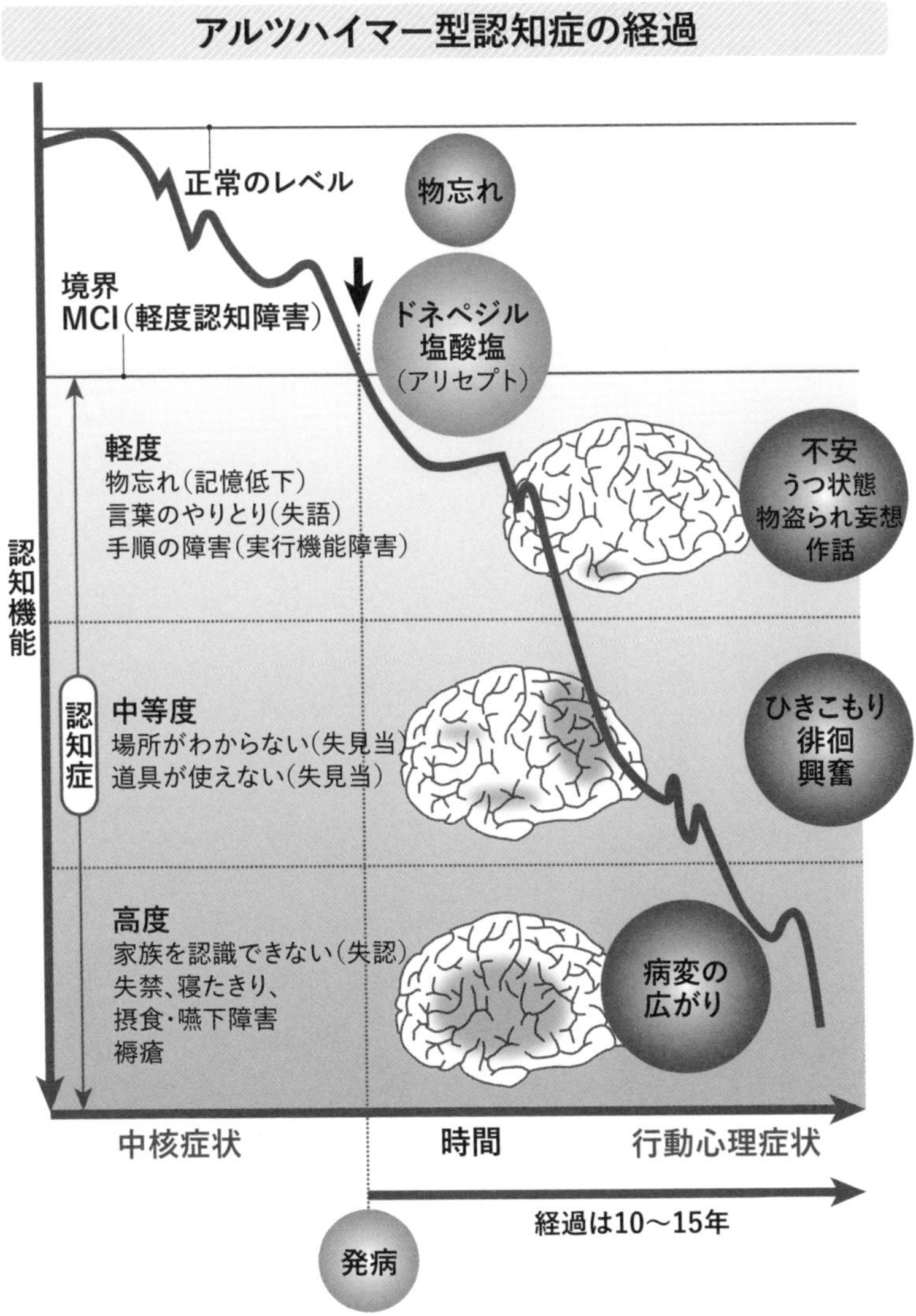

出典：須貝佑一『認知症の予防』　岩波書店、2005年、p76を一部改変

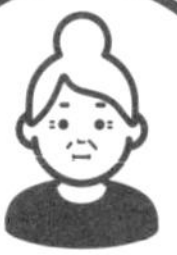

13 軽度認知障害（MCI）と認知症予防

アルツハイマー型認知症の経過には「段階」があります。歳をとると誰でも物忘れ（記憶障害）が多くなりますが、老化による物忘れと認知症の間に、認知症へと進む前段階のグループがあることがわかりました。これを、**軽度認知障害（MCI）**といいます。

MCIの段階はまだ認知症とは診断されず、物忘れや精神的な落ち込みはあっても、日常生活は普通にできる状態です。**この段階で薬物療法などの処置や適切な生活改善を行えば、認知症へ進むのを防ぐことも可能**なのです。

MCIの人は65歳以上の高齢者の中に約3〜10％いて、そこから認知症へと移行する人は年間約10％と考えられています。そして5年後には、約50％が認知症へと進んでしまうという統計があります。

生活に大きな支障がないからといって、MCIの状態を放っておくと、やがて認知症へと移行してしまいます。そうならないよう、「**最近とくに物忘れがひどくなった**」**と自覚するときには、いち早く医療機関を受診するとともに、積極的に認知症の予防策を実行する**ようにしましょう。MCIに早期に気がつき、対策が早ければ早いほど認知症を回避することにつながっていきます。

《アルツハイマー型認知症の主な予防法》

◎**食生活の見直し**＝和食がおすすめ。塩分は高血圧をきたしやすいため控えめにし、脂っこい食事は避けましょう。魚介類・海藻・緑黄色野菜などからミネラルやビタミンを積極的に摂り、禁煙と節酒を心がけることもお忘れなく。

◎**適度な運動を継続し、転倒に気をつけ体調を崩さないよう留意**＝ウォーキングやストレッチなどの適度な運動習慣をつけ、規則正しい生活で体調管理を。

◎**頭を働かせる習慣を**＝脳の神経細胞は歳をとってからも発達するといわれます。日記をつけたり、俳句や和歌を詠む、絵を描くこともおすすめです。

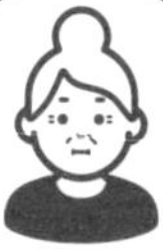

14

認知症の診断〜長谷川式認知症スケール

認知症の診断には2つの段階があります。**第1が「認知症か否か」の診断**で、主にかかりつけ医によって行われ、通常の物忘れ、健忘、せん妄、さらにはうつ状態でないか？といった鑑別が必要になります。**第2が「認知症の原因疾患」の診断**で、こちらは主に専門医によって行われるのが普通です。

最初の**「認知症か否か」を診るための代表的な評価スケールに、「長谷川式認知症スケール（HDS-R）」があります**。父の恩師である故・新福尚武名誉教授（東京慈恵会医科大学）の指導のもと作成し、その後改訂したものが認知症診断に活用されています。

総得点は30点で20点以下を認知症の疑いとするものですが、あくまで簡易テストですからこのスケールのみで認知症と判断することはできません。また実施にあたっては、簡単な記憶テストであることを十分に説明したうえで行うことが大切です。

長谷川式認知症スケール〔HDS-R〕と各設問が問うていること

質問内容		配点	記入	検査の目的
1●お歳はいくつですか？［2年までの誤差は正解］		0,1		記憶力
2●今日は何年の何月何日ですか？何曜日ですか？［年、月、日、曜日が正解でそれぞれ1点ずつ］	年	0,1		時の見当識
	月	0,1		
	日	0,1		
	曜日	0,1		
3●私たちが今いるところはどこですか？［自発的にでれば2点、5秒おいて、家ですか？ 病院ですか？ 施設ですか？ の中から正しい選択をすれば1点］		0,1,2		所の見当識
4●これから言う3つの言葉を言ってみてください。あとでまた聞きますのでよく覚えておいてください。［以下の系列のいずれか1つで、採用した系列に○印をつけておく］ 1…［a］桜　［b］猫　［c］電車 2…［a］梅　［b］犬　［c］自動車		0,1 0,1 0,1		即時記銘力
5●100から7を順番に引いてください。［100－7は？ それからまた7を引くと？ と質問する。最初の答えが不正解の場合、打ち切る］	93	0,1		計算力 注意力
	86	0,1		
6●私がこれから言う数字を逆から言ってください。 6－8－2、3－5－2－9 ［3桁の逆唱に失敗したら打ち切る］	2－8－6	0,1		記銘力 注意力
	9－2－5－3	0,1		
7●先ほど覚えてもらった言葉をもう一度言ってみてください。［自発的に回答があれば各2点、もし回答がない場合、以下のヒントを与え正解であれば1点］ ［a］植物　［b］動物　［c］乗り物		［a］0,1,2 ［b］0,1,2 ［c］0,1,2		遅延再生力
8●これから5つの品物を見せます。それを隠しますので何があったか言ってください。［時計、鍵、タバコ、ペン、櫛など必ず相互に無関係なもの］		0,1,2 3,4,5		記銘力
9●知っている野菜の名前をできるだけ多く言ってください。［答えた野菜の名前を右欄に記入する。途中で詰まり、約10秒間待っても出ない場合にはそこで打ち切る。5個までは＝0点、6点＝1点、7点＝2点、8個＝3点、9個＝4点、10個＝5点］		0,1,2 3,4,5		発語の流暢性

合計得点

満点は30点・カットオフポイントは20/21
［20以下は認知症の疑いあり］

※レビー小体型認知症では物忘れが目立たず、点数低下が見られないこともあります

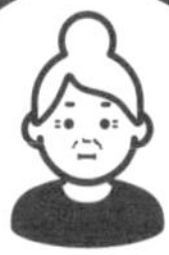

15 認知症と間違えやすいさまざまな病気

本書のテーマでもあるうつ病は、認知症と間違われやすいことはこれまでもふれてきました。ほかにも、認知症とよく似た症状があり、認知症と誤解されてしまいがちな病気はいくつかあります。その代表的なものが「**せん妄《もう》**」です。

認知症は文字通り認知機能の障害であるのに対して、せん妄は脳内にて一過性に起こる障害と考えられ、意識障害が主な症状として現れます。

意識がはっきりして正常のときには、注意力や理解力、記憶や言葉のやりとりなどの認知機能に支障はありませんが、意識レベルが低下すると認知機能が低下して、認知症と同じような状態を呈してしまいます。

興奮して大声で騒いだり、幻覚（幻視）を伴う多動状態が出たりするほか、言動が少なくなり引きこもりのような状態になるせん妄もあります。急に普段と違った状態になり、茫然《ぼうぜん》として呼びかけにも応じなくなったときにはせん妄の疑いがあります。まずは落ち着きを取り戻せるようなスキンシップを施してあげましょう。

ほかにも、「高齢者のてんかん」や「水頭症《すいとうしょう》」も認知症とよく似た症状を呈することがあり、間違いやすい病気です。

てんかんの代表的な症状にはけいれんがあげられますが、「高齢者のてんかん」の特徴は、受け答えがおかしくなったり、突然怒り出したりするなど認知症と似た症状が現れます。ただ、認知症は記憶障害の程度がおおむね一定ですが、てんかんは記憶がないときとあるときがあるのが特徴です。

「水頭症」は頭蓋骨内の隙間に水が溜まることで脳が圧迫され、認知機能の低下や歩行障害、失禁などの症状が現れる病気です。くも膜下出血などの後遺症として認めることがありますが、明確な原因は定かではありません。

とくに一番目立つのが歩行障害で、歩幅が狭く股を開いて歩く……といった状態が見られれば水頭症を疑ったほうがいいかもしれません。

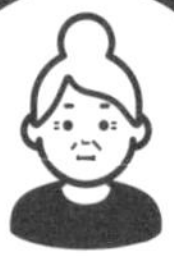

16 認知症の人にどう向き合うか～認知症ケアにおける5カ条

認知症になると感情のコントロールが難しくなり、家族はその人の気持ちや本人が望んでいることがわからなくなり、どう対応すればよいのか困ってしまう状況になることは少なくありません。

私の父は認知症の診療や研究に50年以上取り組んできましたが、その父が認知症になったあとによく話していたのは**「認知症になって初めて、認知症のことがわかった」**ということでした。

父がよく話していたのは、「人は、それぞれが、それぞれ生きてきた過程でたくさんの〝絆《きずな》〟を持ち、今の自分になっている。自分以外の人の〝絆〟は誰も知らない、わからないから、お互いに尊重して生きていくことが大事だよ」ということでした。

認知症ケアにおける５カ条

❶ プライドは失っていない

症状があっても自尊心や羞恥心は失われていません。認知症の人のプライドを尊重しましょう。

❷ 過去と現在を混同している

過去を順序立てて思い出せず、過去と現在の区別がつかずに混乱します。

❸ 介護者の気持ちが病状に反映される

認知症の人には介護者の気持ちが伝わります。嫌な気持ちで接すると敏感に反応します。

❹ 感情がストレートに出る

感情の抑制がきかなくなり、些細なことで怒ったり泣き出したり、落ち込んだりします。

❺ 自分をもどかしく思い、心が不安定に

失敗する自分がもどかしくなり、物忘れが増えて自信を失います。
心理的に不安定になり、意思の疎通がさらに難しくなります。

お互いわからない者同士、その方の困難さを想像するとともに、まずはじっくりと話を聞くことが大事ではないかと思います。

認知症の人に会うと、何かを言わなくてはいけないと思ってしまい、つい先に話を始めてしまいがちです。逆に、認知症の人はなかなかすぐには話が始まりません。ですから、**まずは待つことが大事。きちんとその人に向き合い、じっと待ってあげましょう。**

聞くこととは待つことです。「待つこと」は、時間というかけがえのないものを差し上げることであり、一番大事な贈り物をする気持ちで向き合ってほしいものです。

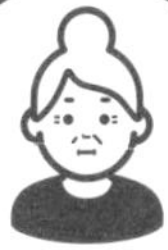

17 質の高いケアとは？ ～無理をせず、周囲を頼ることが大事

認知症になったからといって、すべてが変わるわけではありません。もともとの良いところ、もしかしたらご家族からすれば少し苦手なところも残るかもしれません。

周りでケアするご家族は、なるべくご本人の良いところを見ながら、今できていることを喜びながら向き合ってほしいと思いますが、家族だからこそイライラしてしまうこともきっと多いでしょう。昔と違う姿を目の当たりにしてしまうから、少しでも元に戻ってほしいという想いで、一生懸命になりすぎてしまうところもあるかもしれません。

でも、**決して無理をしてはいけません。ケアや介護は、プロにお願いできることはお願いして、家族でなければできないことにしっかりと時間を使ってあげましょう。**一緒に古い写真を見ながら昔話をしてもいいですし、焦らずじっくりと話を聴いてあげてもいいでしょう。

父は「質の高いケア」として、次の10の項目を大事にしていました。
①自分の価値観で判断しない　②相手を批判せずにそのまま受け入れる
③相手に関心を持っているという姿勢を示す　④相手のペースに合わせる
⑤相手の気持ちを大切にする　⑥相手が事実と違うことを言ったとしても訂正しない
⑦相手の話を遮《さえぎ》らない　⑧秘密や約束を守る　⑨話したくないといった内容は重要であってもそれ以上は聞かない　⑩つらい体験や苦悩が語られるときには深く共感しながら傾聴《けいちょう》する

ご家族の中には、ご本人ともともとの関係が良好でなかった、楽しい思い出がない……という方もいるかもしれません。また、まったく身寄りのない方も中にはおられるでしょう。そんなときは、行政やお住まいの自治体が支援をしてくれますので、事情を伝えてケアをお任せするのもいいのではないかと思います。

認知症の方を尊重しつつ、あらゆる方面を活用して支援をしていく。それによって認知症の方のご家族も尊重され、それぞれの人生を生きていくことができると思うのです。

長谷川洋医師の臨床日記 ～精神科医の父から教わったこと

❷ 学生時代に教わったこと

学長だった父からもらった言葉……「卒業証書をお前に渡せたのはよかった」

私は聖マリアンナ医科大学を卒業しています。父も同じ大学に勤務、神経精神科の教授でした。

大学での4年間、朝から晩まで座学でたくさんの講義があり、神経精神科の講義もありました。神経精神科は確か木曜の午後の講義でした。

午後の講義は眠気と闘いながら講義を受けるのですが、神経精神科の最初の講義は衝撃でした。大学病院に入院されている患者さんに、実際に話をしてもらったのです。

急性期、閉鎖病棟の入院ですから病状は不安定な方々です。その患者さんは20歳代、同年代の統合失調症の患者さんでした。

多くの医師が講義室の壁沿いに待機するなかで、講義が始まりました。教室内は今まで経験したことのない緊張した静寂《せいじゃく》のなか、その患者さんはご自身の体験、現実ではありえない体験を真剣に話をしてくれました。話を聴く、緊張感をもって聴く、集中して聴く、患者さんから教えてもらった貴重な体験でした。

父は大学に東京の板橋から通勤し、私は大学近くに一人暮らしをさせてもらっていましたので、学生時代に話をする機会は多くはありませんでした。

当時は携帯電話もありませんでしたので、たまに電話をして、その翌日の朝に病院の食堂で一緒に朝ごはんを食べることがありました。そのときに何を話したか？　何も話さず、トーストを黙々と2人で食べていた記憶があります。

私のなかでは、朝早い時間なので誰にも会うことはまずないのですが、父親と話しているのを見られたくない、早く食べ終わりたいという気持ちがありました。

きっと父は心配し、ときに赤点もとっていた息子に小言の一つもいいたいところでしょうが、見守ってくれました。食べ終わり、席を立つときには「気をつけて！」といわれていたことを思い出します。

これは父が亡くなる直前まで、コロナ禍での電話でも、「気をつけて」はいつもいわれていました。

今でこそ父のおかげで多くの方々とのご縁をいただき、「親の七光り」をありがたいと思えます。しかし、大学生の頃は同じ大学に父がいるのはストレスでもあり、なるべく目立ちたくないと思っていました。

そのなかで、部活動で所属していた「卓球部」は私にとっては貴重な居場所、ストレス解消の場でありました。卓球の練習、練習後の食事、カラオケ、他大学との合同練習、試合などを日々楽しみ、無事に大学生活を送ることができました。自分の居場所を複数持つことは大事だなと今あらためて思います。

父がどう感じていたのか、亡くなる数年前に一緒に喫茶店でコーヒーを飲むことがありました。父が元気な間、実家に行くことは年に1、2回だったと思いますが、認知症になって月に1、2回は行くようになり話をする機会も増えました。

あるときに「卒業証書をお前に渡せたのはよかったな、そうあることじゃないよ」とうれしそうに話してくれたことがありました。

私が大学を卒業したときに、父は学長でした。私は恥ずかしいような気持ちが強く、よかったとは思えなかったのですが、父が喜んでくれたのを知れたのは、父が認知症になって一緒に過ごす時間が増え、話ができたおかげだなと思っています。

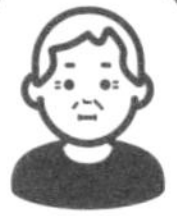

第3章

高齢者うつと認知症の見分け方

高齢者のうつ病では、脳血管病変に加えてアミロイドβの代謝異常によって、認知症へと移行するリスクがきわめて高いことが近年の研究によってわかってきました。つまり、うつ病が認知症のリスクファクターであることが明らかになってきたのです。同時に病気への適切な対応のためには、2つの病気をきちんと見分けることも大切です。

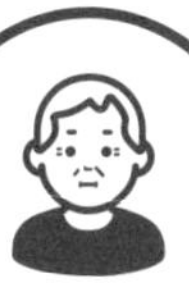

18 認知症とうつ病の関係性は？

高齢者のうつ病と認知症が合併することは珍しくありません。**高齢者のうつ病が認知症へと移行したり、認知症の初期や進行中にうつ症状が現れたりするケースは多く、MCIといわれる認知症の手前の軽度認知障害の状態でも、うつ症状を併発している**ことがあります。「アルツハイマー型認知症は、40～50％に抑うつ気分が認められ、10～20％にうつ病が合併する」との報告もあります。レビー小体型認知症では物忘れが目立たず、初期症状が抑うつの場合も見られます。

うつ病と認知症はそもそも区別しにくいうえ、密接な関係があることから、**症状を見るだけでは、その原因がうつ病なのか認知症なのか見分けがつきにくい**場合があります。

両方に共通していることは、どちらもこれまで普通にできていたことができなくなることで、日常生活に支障をきたしてしまうというところです。

うつ病は気分の落ち込みによって活動性が低下し、さまざまなことができなくなります。一方、認知症は認知機能障害のために、それまでできていたことができなくなります。どちらも日常生活に支障をきたすという点で共通していますが、もともとうつ病であった人が歳を重ねて認知症になることもあります。さらには認知症の方がうつ病にかかることもあります。

認知症とうつ病の関係性とは

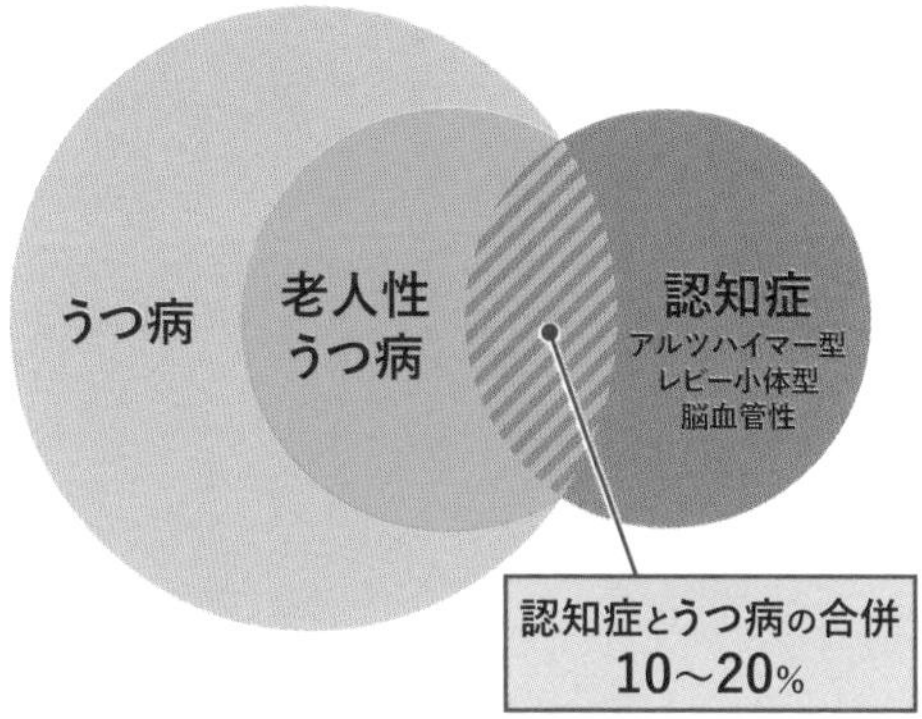

高齢者のうつ病と認知症を厳密に区別するのは、簡単なことではありません。長年にわたってその人の状態を見ている人でなければ、心身の変化がわからない場合もあります。ただし、**うつ病と認知症は、それぞれ治療法が異なるため、適切な治療を受けるためには、専門医の診断を受けることが必要**です。うつ病と認知症が合併している場合は、両方の病気を同時に診ていかなければならない難しさもあります。

19

認知症と高齢者のうつは起こる原因が違う

認知症かもしれないと疑っていたら、実はうつ病だったというケースは珍しくありません。認知症と高齢者のうつは似たような症状が現れますが、原因は違います。

認知症は主に脳に蓄積した異常タンパク質や脳の病気・障害などが原因で発症するのに対し、高齢者のうつは「心理的要因」「社会的要因」「身体的要因」の3つが関わっていると考えられています。

心理的要因とは、いわゆるストレスです。ストレスの感じ方は人によって異なりますが、高齢者の13・5％に明らかな抑うつ状態が認められたという疫学調査もあります。精神的な負担が重なったり、長引いたりするほど、うつ病の発症率も高くなります。

社会的要因とは、本人を取り巻く環境のことです。配偶者が亡くなった、子どもが独立した、仕事を退職したなど高齢者は環境が変化することが多く、家族や地域社会、仕事を続けているなら職場との関わりが原因となることもあります。

身体的要因とは、身体的な病気や脳の病気などです。老化に伴う体力や身体の衰えは誰にでも見られるものですが、重い病気になると心身ともに大きな負担となり、うつ病発症の要因となることがあります。

また、認知症は記憶障害などが徐々に進行するため、本人はもとより、家族や介護者など周囲の人も気づきにくいのです。

一方、**高齢者のうつはストレスになるような出来事や変化をきっかけに、比較的短期間のうちにさまざまな症状が出てくる**ため、本人も周囲の人も気づきやすいといえます。

うつ病の発症要因は？

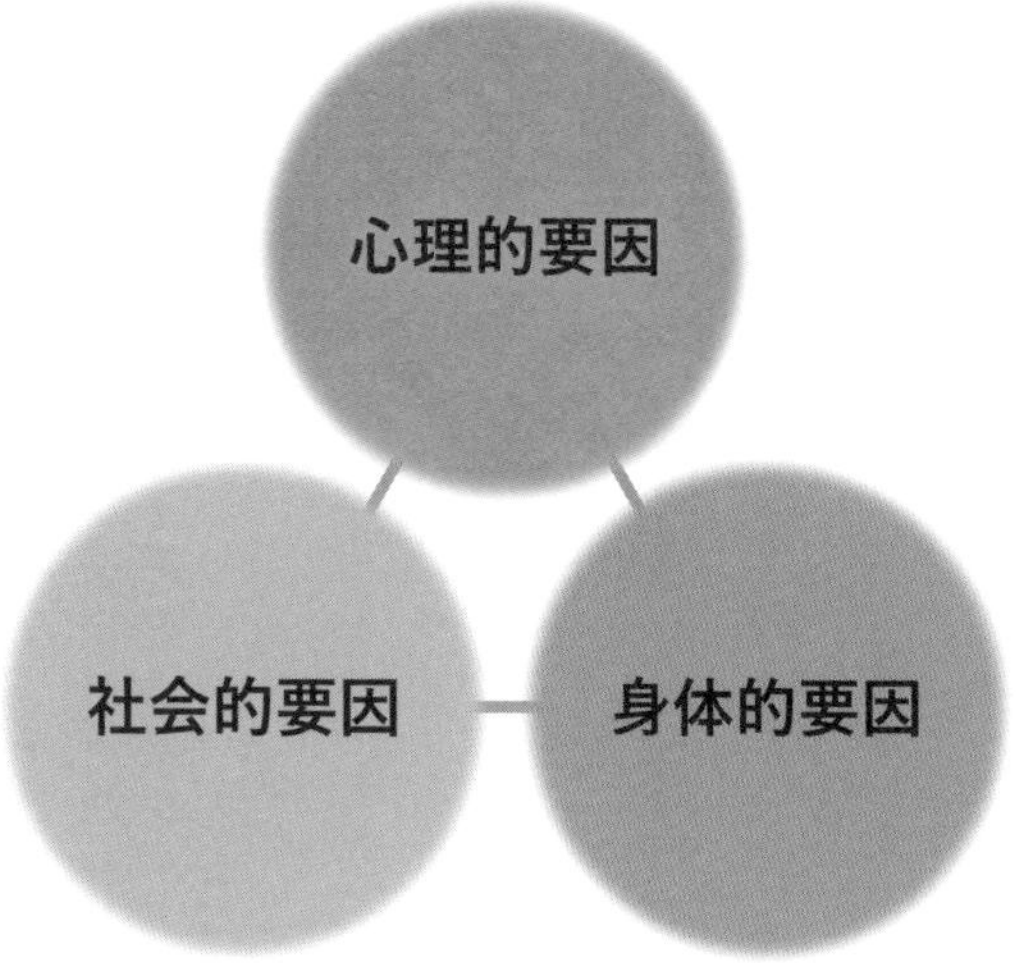

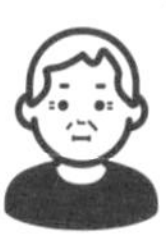

20

記憶障害が見られたら～原因は認知症？それともうつ？

記憶障害は、高齢者のうつと認知症の両方に見られますが、症状の現れ方に違いがあります。認知症の場合、自分でも気づかないうちに軽度の物忘れや記憶障害が始まって、数年間かけてゆっくりと症状が進行していきます。**認知症の記憶障害の特徴は「実際に起きた出来事自体を忘れる」という点です。たとえば、朝食に何を食べたかではなく、食べたこと自体を覚えていない**のです。何度も繰り返し同じことを尋ねて、「さっき言いましたよ」と返されても、本人は尋ねたという行為自体を忘れているので、心当たりがなく、戸惑いやいらだちを覚えることもあります。日常でご飯を食べたこと自体を忘れてしまうなど、出来事自体を忘れてしまいます。

高齢者のうつ病の場合、環境の変化や何らかの出来事をきっかけとして、数日前のことを突然思い出せなくなることがあります。そして、それによってご本人の心配や不安

認知症と高齢者のうつ病の違いは？

	高齢者のうつ病	認知症 アルツハイマー病 レビー小体型
初期の症状	不眠・食欲低下など 体の不調 など	物忘れなど 記憶障害 など
症状の進行	何らかのきっかけで 発症・進行する	長時間かけて ゆっくり進行する
精神症状	貧困妄想・心気妄想 など	侵入妄想 もの盗られ妄想 など

が高まってしまう傾向があります。

どちらにも集中力が低下することで物事をうまく覚えられなくなる症状が見られることもありますが、**認知症の患者さんは覚えられなくなっていること自体を否定するのに対し、うつ病の患者さんは覚えられなくなったことを自覚していて、そのことを気にして自己否定に陥りがち**です。

うつ状態の治療に使用するお薬の影響で集中力が低下し、物忘れが生じる可能性もあります。

ただし、物忘れを心配するあまり、自己判断でお薬を飲むのをやめてしまうのは危険です。副作用が怖くて飲みたくないという場合、そのことを医師や薬剤師に伝えて相談しましょう。

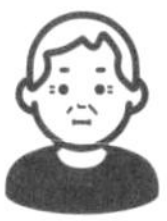

21 高齢者うつと認知症を見分けるには

うつ病と認知症の違いについて説明してきましたが、どちらも見た目の状態にはそう変わりがないため、ご自身はもちろん、周囲の方も最初は見極めが難しい場合があります。

ただ、**認知症とうつ病はまったく見分けがつかないのかというと、そうとも限りません**。左ページに**認知症とうつ病を鑑別するときの、私なりのポイント**をあげてみましたが、2つの病気には客観的に判別できるこうした違いがあります。

アルツハイマー型認知症の患者さんは、質問に対してうまく取りつくろうことができたり、会話の流れも比較的スムーズです。一方、うつ病の方は、どんな質問にも「わかりません」と答えることが多くあります。

また認知症の方は物忘れをしたこと自体を忘れてしまうことが多々ありますが、うつ病の方は物忘れを自覚していて、「何もできなくて困る」と話しつつも、実際には身の

アルツハイマー型認知症と老年期うつ病（高齢者うつ病）の鑑別

	アルツハイマー型認知症	老年期うつ病（高齢者うつ）
深刻さ	なし	あり
物忘れについて	自覚していない、無関心	自覚し、強く訴える
生活への支障	日常生活にしばしば介助を必要とする	何もできないと訴えるが、自分で身辺整理が可能なことも多い
買い物	同じ物を買ってしまう	買い物に行かなくなる
会話のテンポ	保たれている	返答に時間がかかる

回りのことはできていたりします。

以前、うつ病で来院された方が、「先生、わたし認知症になったみたいです」とおっしゃるので、「簡易検査を行ってみましょう」と説明して長谷川式認知症スケールを行ったところ、得点は30点満点中29点でした。ただ、1点のマイナスをひどく気にされたり、返答に時間がかかったことを心配するなど自己評価が低いという特徴が見られました。

認知症とうつ病には、似ているようでもこうした違いがあります。安易に判断せず、早めに医療機関を受診して適切な処置をとるようにしましょう。

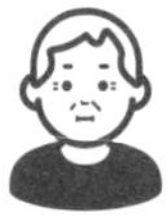

22 うつと認知症を間違えることで起こる危険

うつ病と認知症の関連について、近年注目されるようになったものに、「**仮性《かせい》認知症**」があります。もともと、うつ病の中で見られていた「思い出すことがうまくできなくなる」「注意力が散漫になる」などの症状を指していたもので、適切な治療によって改善するとされていました。

それが今では研究が進み、この状態から2年間で12%、3年間では50%の人が認知症に移行するとの報告がなされるなど、**認知症の危険因子**といわれるようになっています。つまり、**初期の認知症を疑われる人の中には、うつ病が原因で認知症のような症状が生じている=仮性認知症の場合がある**というわけです。

仮性認知症は、通常の認知症とはまったく異なるメカニズムで起こるもので、早期発見による適切な処置や治療で改善できるケースがあります。**通常の認知症とは治療法も異な**

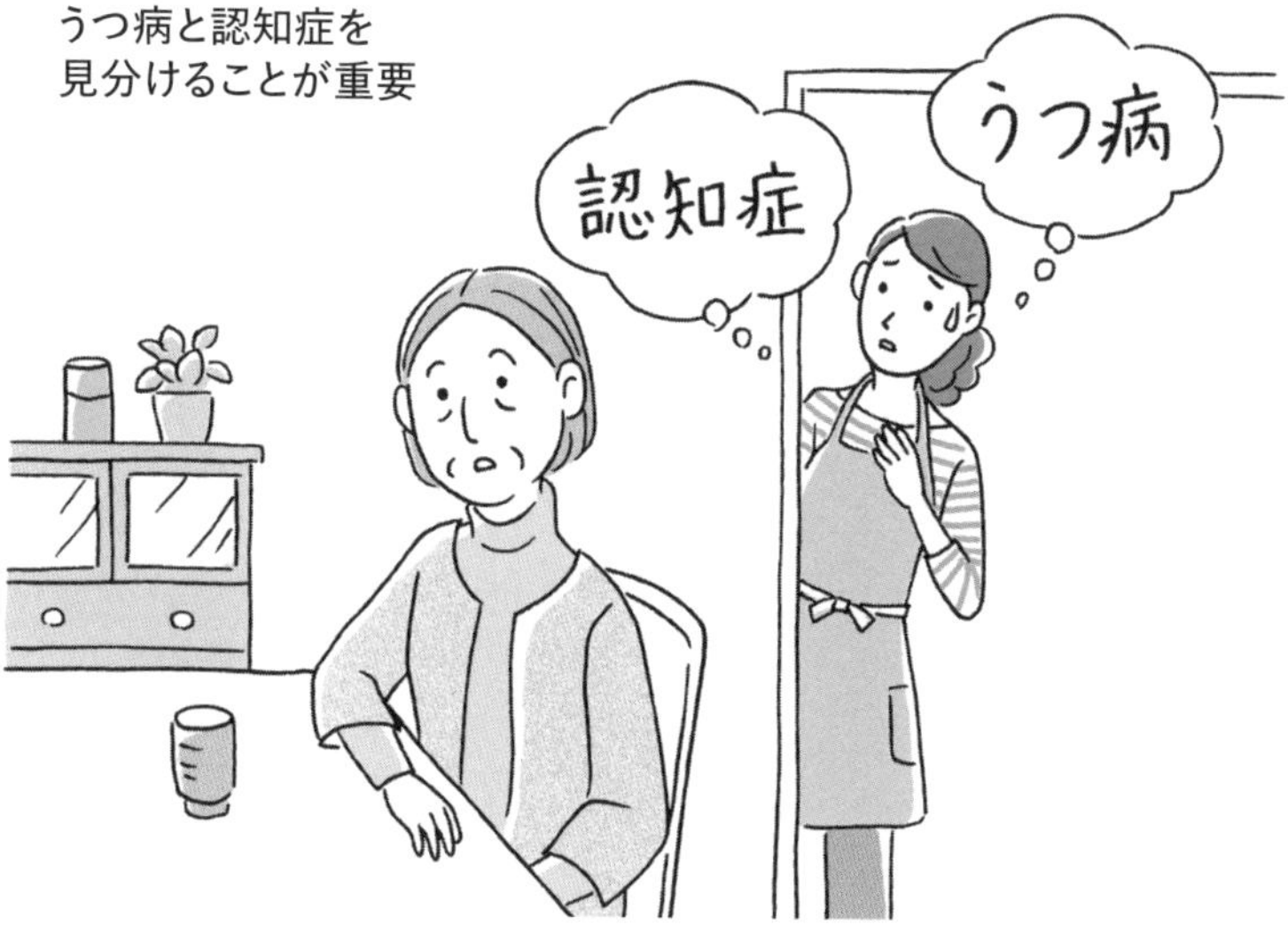
うつ病と認知症を
見分けることが重要
認知症
うつ病

りますから、その意味でもうつ病なのか、認知症なのかという判別が重要になってくるわけです。

その際に、うつ病と認知症の判断を間違ってしまったり、うつ病を見逃していると本当の認知症になったり、深刻な状態に至ると自殺の危険性が高くなったりします。

一方、認知症に伴ううつ状態であれば、適切な治療によって進行が抑えられます。そのためにも、早期に医療機関を受診して鑑別してもらうことが欠かせません。認知症やうつ病が疑われる症状が見られたら、まずは認知症の専門外来や物忘れ外来などを受診しましょう。

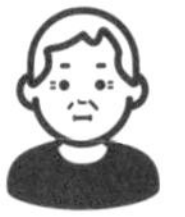

23 せん妄と高齢者のうつ病の違いとは

「せん妄」は意識障害の一種で、**意識レベルが低下して寝ぼけたような状態になること**をいいます。典型的な症状としては、ボーッとしている、つじつまの合わない話をする、昼夜のリズムが乱れる、時間・場所がわからなくなる、実在しないものが見えたり聞こえたりする、興奮して大声で騒いだりする、などがあげられます。

「夜間せん妄」という言葉があるように、昼間は比較的しっかりしているのに夜間に症状が強く現れ、興奮したり、怒ったりして豹変《ひょうへん》する患者さんもいます。

幻視や幻聴に対しては、本人を混乱させるおそれがあるため、即座に否定するのも、肯定して助長するのもよくありません。レビー小体型認知症でも幻視・幻聴が出現するため、その見分けがつきにくい面もあります。

せん妄は一般病院の入院患者さんの10～30％程度に見られるといわれており、決して珍しいものではありません。とくに高齢の患者さんが何らかの病気で入院したり、手術を受けて集中治療室に入ったりしたときに起こりやすく、入院や手術などによるストレスや手術中に使われる麻酔薬なども原因になります。

そのような状態では、一人で日常生活が送れていた高齢者の方でも一時的なせん妄状態に陥って、認知機能が普段より低下することはしばしばあることです。この場合、病状が落ち着いて回復すると、認知機能は元に戻ることが多いのですが、なかにはそれが退院後も長期間続いたり、改善はしてももとの状態に戻らなかったりすることもあります。

せん妄によって認知症が進行するという説もありますが、明確にはわかっていません。せん妄に続いて、うつ病が生じることがあるともいわれています。

せん妄への対応の基本は、本人の安全を確保することです。せん妄時の体験は、患者さん本人にとっても恐怖や混乱を伴うものなので、**「大丈夫ですよ」と穏やかに声をかけ、お話をゆっくり聞いてあげてそばにいるだけでも安心されます。**手を握ったり背中や腕をさすったりすることで落ち着きを取り戻すことも多いといわれます。

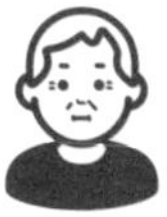

24 妄想を伴う場合に考えなくてはならないことは？

妄想を伴うことが多いのも、高齢者のうつ病に特徴的な症状です。このことも、認知症との区別がつきにくいといわれる理由の一つです。

認知症で起きやすい、もの盗られ妄想などの被害妄想もないわけではありませんが、高齢者のうつ病では**微小《びしょう》妄想**がよく見られます。

微小妄想には、とくに何もしていないのに「取り返しのつかないことをしてしまった」「自分は周りに迷惑ばかりかけている」などと思い込む**罪業《ざいごう》妄想**、それほど深刻ではない体調不良を「不治の病にかかってしまった」「異常なしといわれたが、自分に気を遣って嘘をついているに違いない」などと考えてしまう**心気《しんき》妄想**、実際は生活に困ることはないのに「お金がない」「生活していけなくなる」と過剰に心配してしまう**貧困《ひんこん》妄想**などがあります。

何より怖いのは、そのような考えを現実と思い込んだ結果、「自分は邪魔者だ」「生きていても仕方がない」「死んでしまいたい」という希死念慮《きしねんりょ》が湧いてくることです。

妄想を伴う症状が見られるときには、お薬をしっかり使用するのはもちろん、抗うつ薬だけでなく向精神薬などを組み合わせることで効果が得られることもあります。希死念慮が切迫している緊急性の高い人には、入院して行う**「電気けいれん療法」**もあります。これは1週間に2回のペースで、6～12回（3～6週間）かけて行うことが標準となっています。

また、お薬を用いないうつ病の治療法として最近注目されているのが**「反復経頭蓋磁《はんぷくけいずがいじ》気刺激《きしげき》療法（rTMS）」**です。これは磁気を用いて、週に5日、6週30回、脳に刺激を与えて脳の働きを正常に制御する治療法で、薬物治療の副作用が強い方などに選ばれています。入院治療は保険診療で行われ、大学病院、精神科病院などで受けることができます（令和5年9月現在）。一方、自費診療ならば外来で受けられるクリニックも増えてきており、副反応の少ない治療法として広がっていく可能性がある治療です。

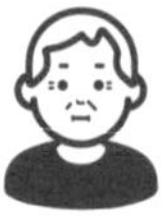

25

うつとの見分けがつきにくい レビー小体型認知症

レビー小体型認知症はアルツハイマー型認知症に次いで2番目に多い認知症です。令和5年3月に亡くなられた横浜市立大学名誉教授の小阪憲司先生が発見、世界で初めて症例発表をされました。

物忘れが目立たず、左の図のように多彩な症状が生じます。また、病状が生じる前（前駆期）に抑うつ、意欲の低下が生じることがあります。

それらの症状が生じたあと、認知症の病状が現れるまで9年を要したという報告もあります。その意味でも**うつ病との鑑別が難しい病気ということができ、高齢の方のうつ病を診る際には、背景にレビー小体型認知症がないかを疑うことも重要になる**わけです。

レビー小体型認知症においては、レム睡眠行動障害が症状として現れるのも特徴の一つとされています。

抑うつ症状もレビー小体型認知症の特徴の一つ

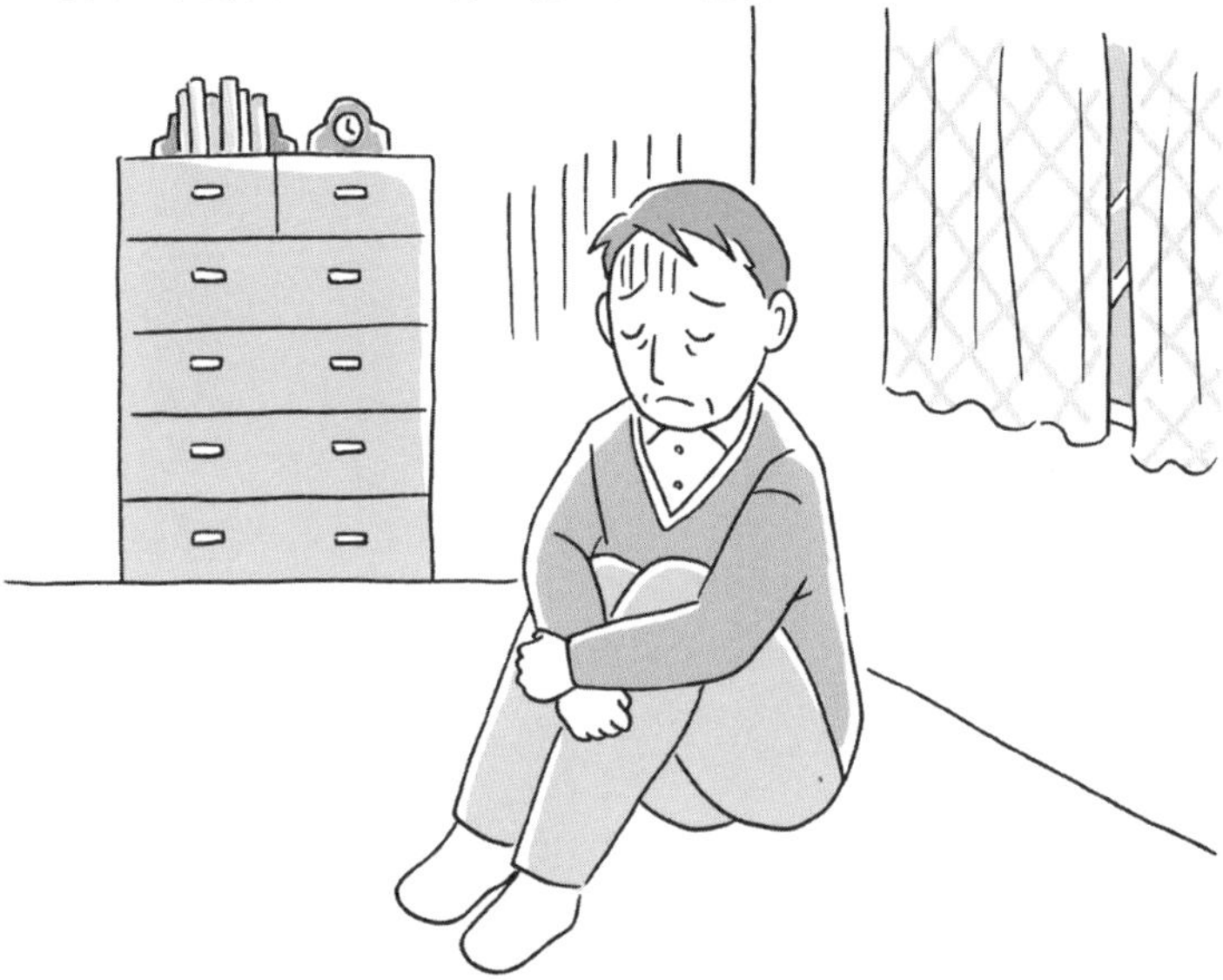

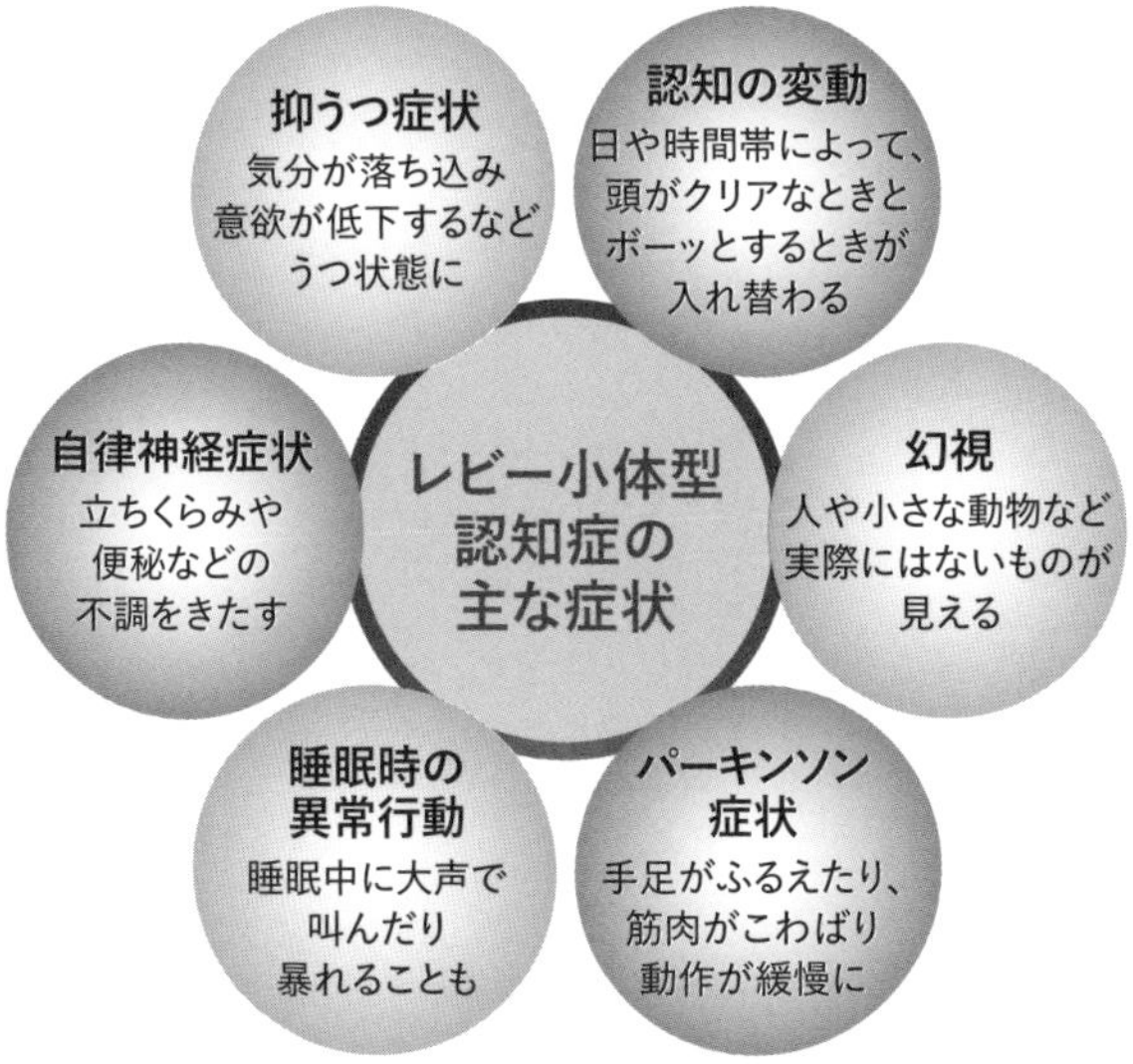
レビー小体型
認知症の
主な症状
抑うつ症状
気分が落ち込み
意欲が低下するなど
うつ状態に
認知の変動
日や時間帯によって、
頭がクリアなときと
ボーッとするときが
入れ替わる
幻視
人や小さな動物など
実際にはないものが
見える
パーキンソン
症状
手足がふるえたり、
筋肉がこわばり
動作が緩慢に
睡眠時の
異常行動
睡眠中に大声で
叫んだり
暴れることも
自律神経症状
立ちくらみや
便秘などの
不調をきたす

26

うつ病や認知症になったとき、施設への入居をどう考える？

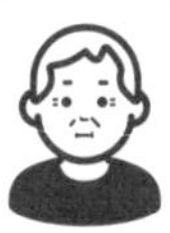

これまでうつ病と認知症の関連や、その違いなどを見てきました。たとえば2つの病気のいずれかのとき、「うつ病や認知症の高齢者は環境が変わるとよくない」と聞いたからと、施設への入居を避ける方がいます。私は、そうともいい切れないと思います。

高齢の方はずっと大事にしてきた生活習慣があったりして、新しい環境に慣れるのは大変かもしれません。しかし、私たちは子どもの頃から保育園や学校に通ったり、卒業後は就職や転職をしたり、結婚や出産を経たりして、環境を変えながら生きてきています。難しい部分もあるかもしれませんが、気の合う人もいるかもしれませんし、いろんな人と話すことが刺激になったり、困ったとき助けてもらえたりするのなら、**あえて環境が変わるのは悪いことではない**と思います。

また、家族に介護をしてもらうのは、身内だからこそ難しい面もあります。世話をする立場になってしまうと、以前のような尊敬する気持ちが失われることもあるようです。義務で関わるようになってしまうのも避けたいところです。

もとの関係が良好でも、家族だからこそ自分が「できなくなる」のを見られたくないという方もおられます。**家族に失敗を見られるのは恥ずかしいし、手を煩《わずら》わせるのも嫌だという場合、施設でプロにお願いすれば、あまり気にしなくて済みます。**

ご本人との相性もありますし、施設選びは重要ですが、合うところが見つかれば安心して快適に過ごせます。若い頃と同じように、自分と年齢の近い人と一緒にいるのは心地いい面もあるかもしれません。

近年では、身の回りのことができるうちは在宅で過ごすことが奨励され、支援体制も整ってきていますので、介護サービスを利用しながら住み慣れた家で暮らす方法もあります。生活に不安を感じていたり、介護をする人の負担が大きくなったりしたときは、施設への入居も選択肢に入れてもいいのではないかと思います。

長谷川洋医師の臨床日記
～精神科医の父から教わったこと

❸ 診察、講演会で教わったこと

ご本人の訴えを待つ。今を肯定的に、変えようとしすぎないという教え

私は平成18年に診療所を開業し、約10年にわたって週に一度の午後の時間、父と一緒に外来診療を行いました。ともに診療をしながら意見交換をするのは楽しいひとときでした。

父はアルツハイマー型認知症の研究に携わり、多くの患者さんの診療をしてきましたが、大学病院で診療をしていた頃はまだアルツハイマー型認知症の薬は認可されておらず、診断ができても使える薬がないというのはとてもつらい診療だったと、当時のことを話してくれました。

私の診療所で勤務し、薬を出せることはとても大きな喜びだったと思います。「いいお薬があるから使いましょう。認知症の進行を遅らせることができる。具合が悪くなるのはあの世に行っ

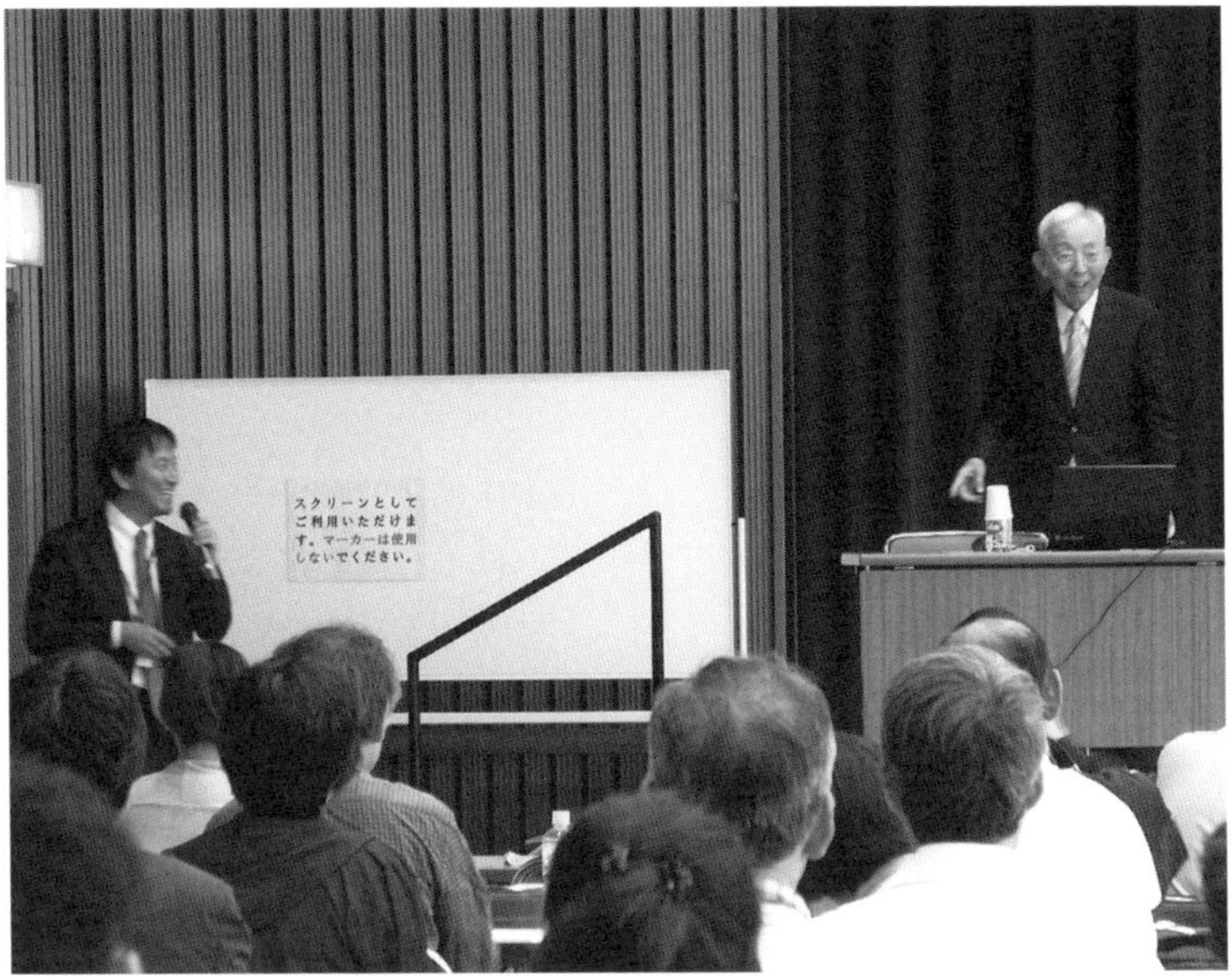
スクリーンとして
ご利用いただけます。マーカーは使用
しないでください。
平成29年10月、講演会で認知症であることを公表したときの父と私

てからに」と話していたのも思い出されます。

認知症の薬も、うつ病の薬も１００年前には使うことができなかったものです。現在、使える「抗うつ薬」もとびぬけて効果が高い薬は存在していませんから、薬だけですべての症状を回復させるのは難しいように思います。

薬を「道具」としてうまく使う、せっかく使える道具があるのだから「お薬に期待したい効果」と「避けたい副作用」をご本人と一緒に相談しながら使いたいと思います。

また大学病院では診察前に「予診」という診察があり、そこで認知症の診断補助の検査、「長谷川式認知症スケール」を行うことが多くありました。

「長谷川式認知症スケール」は、父がアメリカに脳波研究で留学し、帰国したところ当時所属していた東京慈恵会医科大学の精神科教授の新福尚武教授から「痴呆症《ちほう》（当時の認知症の呼称）の診断が日々変わってはいけない。診断のものさしのようなものを作れないか」とご指示いただき、開発した検査でした。

父は「慈恵医大式」としようとしたのですが、新福教授から「長谷川式」でいいだろうと言っていただき、のちに聖マリアンナ医大に異動後に改訂版を作成し、現在も広く使用される検査となっています。

こうして開発された検査でしたが、大学病院の診察では予診で行うことが多かったので、実際に父自身が診療所で検査を行うことで多くの気づきがあったようでした。

検査項目は簡単な質問が多くあり、それを尋ねられたときに戸惑う患者さんの表情、また簡単な質問項目を答えられなかったときの患者さんの表情、ご家族の表情、自分でやってみないと気づけないことがあったね、と振り返っていました。

よく父は「長谷川式の検査は信頼関係が持ててから行うものだよね。簡単な質問が含まれていますが、診断していくうえで大事なものなので、協力してもらえますか？ とこちらからお願い

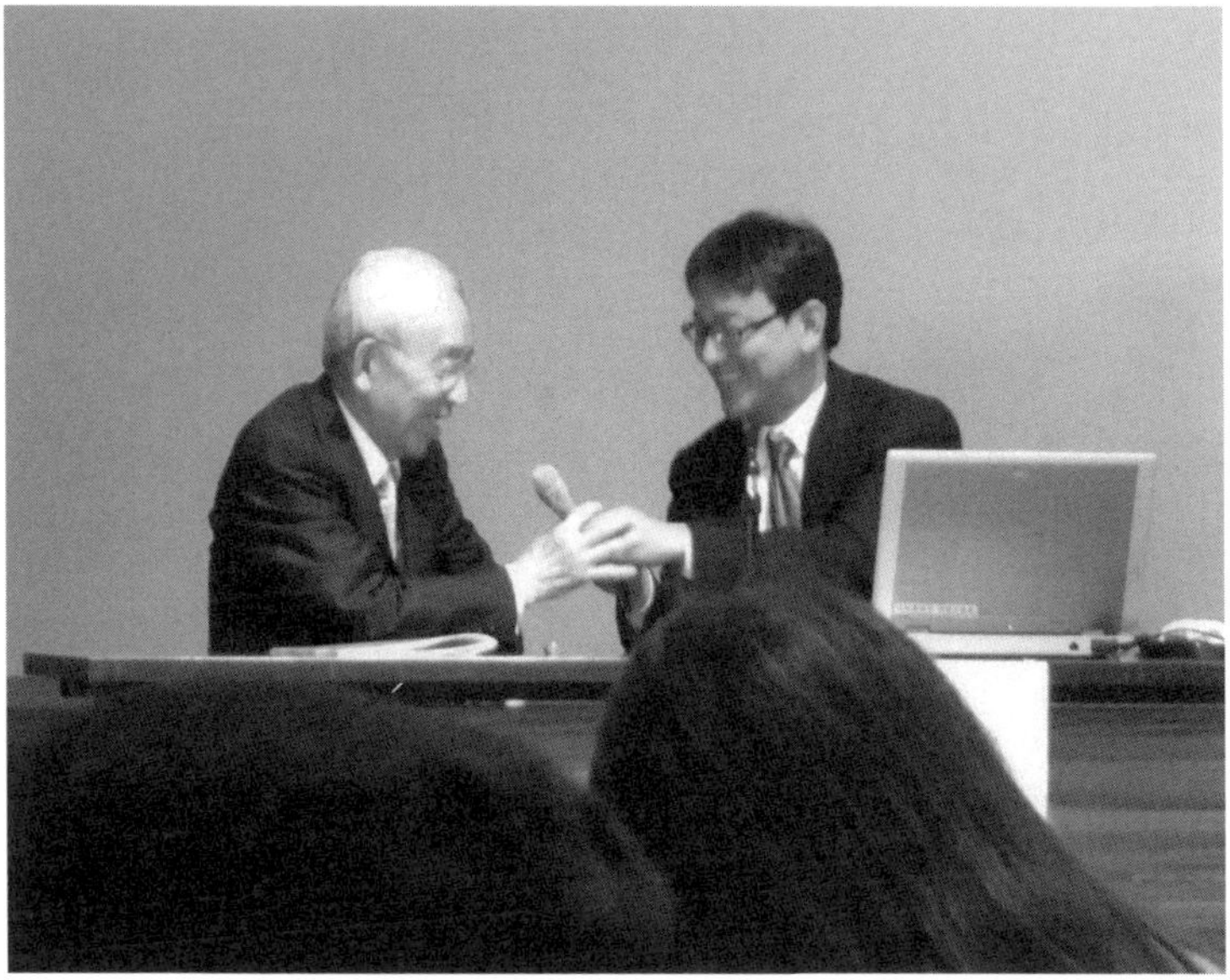

講演会にて、会場からの質問に二人で答える

しないといけないね」と話していたのを思い出します。

また「診察は、待つことだよ。時間をさしあげるということだよ」ということもよく口にしていました。診察室からは笑い声がもれ聞こえ、認知症の患者さんと歌を一緒に歌い、歌い終えると拍手を一緒にしていました。

同年代の患者さんへは、戦前から戦後、昭和、平成をともに生きてきた同志のような、大変な時代を生き抜いてきたことをねぎらうような様子も見られました。ともすれば話は盛り上がり、予定の診察時間を大幅に過ぎて待合室が座りきれなくなることもあり、私がノックをして待合室の状況を

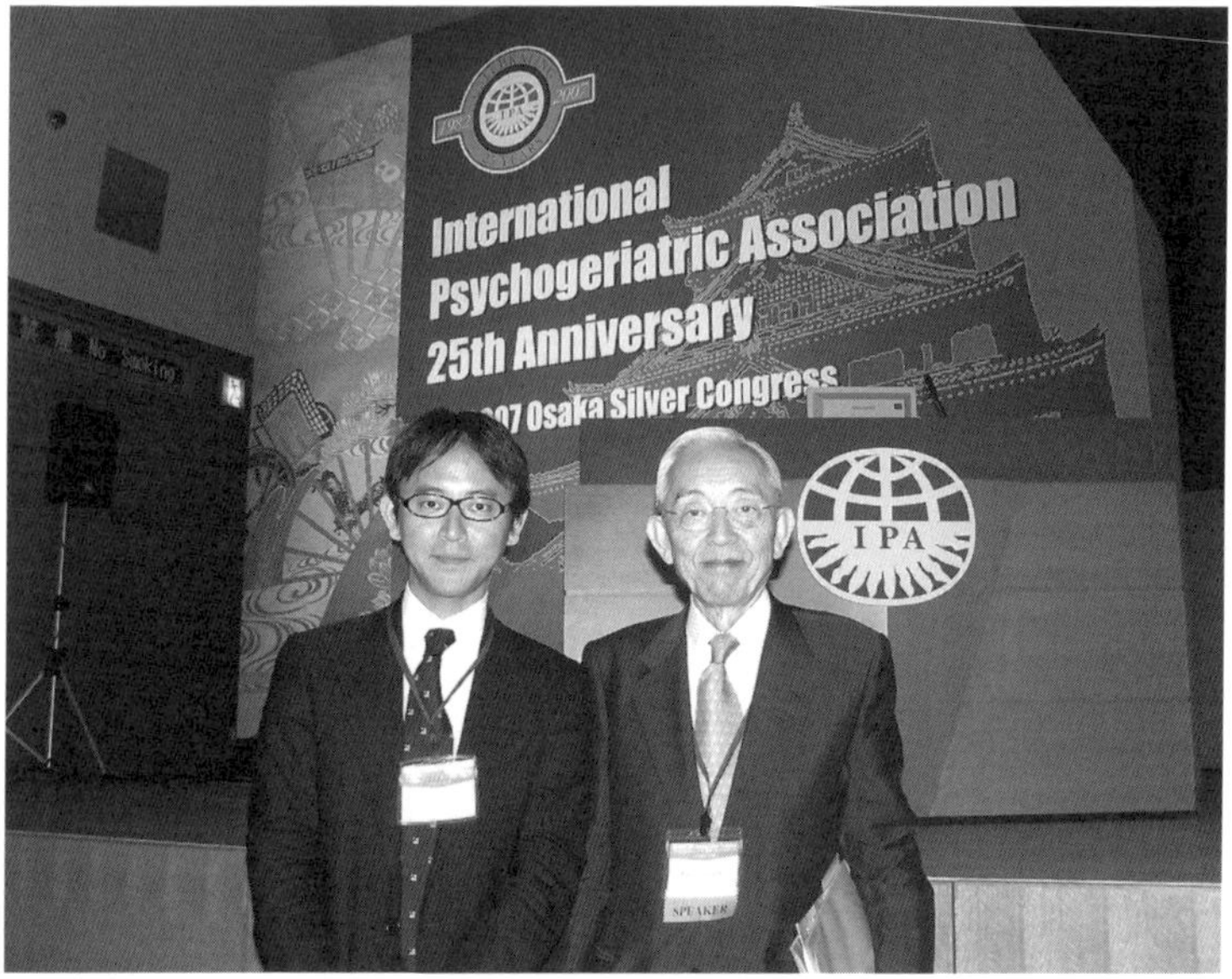

大阪で開催された国際老年精神医学会にて

伝えて診療を終えてもらうこともありました。

現在の日本の保険診療では外来患者さんの診察時間はおおむね5分から10分というところが多いのではないでしょうか。短い時間で病状を把握し、お薬の提案をし、次回の診察日を決めてそれまでの生活上の注意点を確認するので、「時間をさしあげる」ことはなかなか難しいです。

父の診療では、言葉以外でのやりとりを行うということだったのかもしれません。父はある患者さんから、「自分はどうして認知症になったんでしょうか?」と聞かれて言葉がでてこなくて、手を握りしめて、一緒にうつむいていたと聞いたことがあります。

一緒に考える、握手をする、ということは「あなたの味方です」という意思表示になり、孤独、孤立を和らげることにもなるのかなと思います。

私の診療所では次回の診察の予約、約束をするというのも大事ではないかと思います。現在、私の診療所で一番長く通院されている方は26年間通院されています。

おおむね月に一度、10分ほどの診療時間ですが、積み重ねた時間、それを共有してきたことで話せることもあるのではと思っています。

父と一緒に行った講演会で、認知症のお母さんを介護されている娘さんから、こんな質問がありました。

「日中、母が目を閉じて、何もしていない時間が長くて心配しています。どうしたらいいんでしょうか?」　私であれば「日中にデイサービスに通所する、ヘルパーさんと外出するのもいいかもしれません」と答えるところですが、父は「お母さんはね、何もしていないんじゃないですよ。いろいろなことを考えているんですよ。目を閉じながらね。だからそのままでいいんですよ」と話しました。ご本人の訴えを待つこと、今を肯定的に、変えようとしすぎないということを教えてもらったと思います。

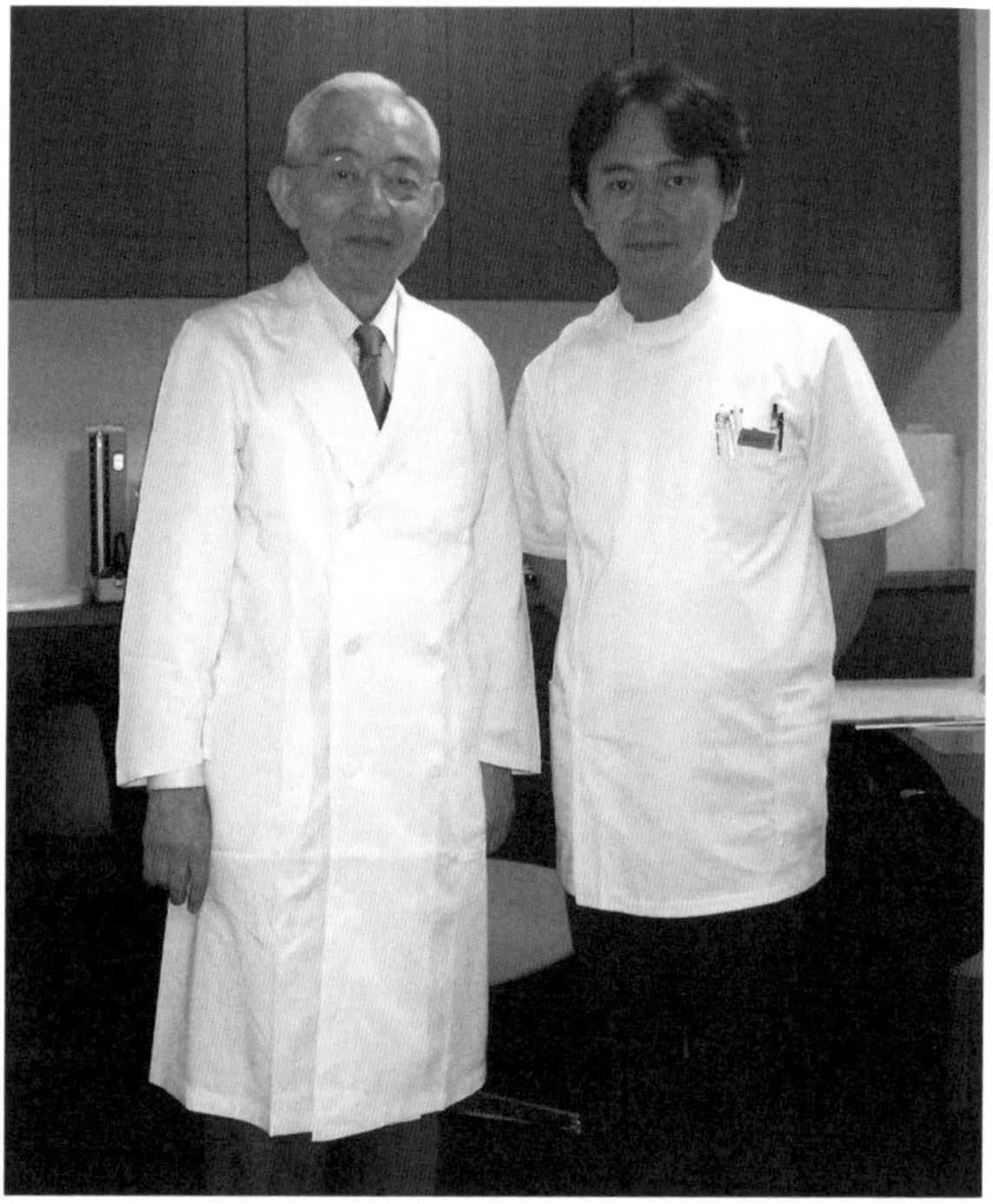

診察を終えたあとの父と私

父は令和3年11月に亡くなりました。新聞でも報道していただき、診療所通院の患者さんからお悔みの言葉をいただきました。

一度だけ父の診察を受けた患者さんから、感謝の言葉をいただきました。「先生は私のことを叱ってくれました。私がもらっていたお薬を飲みすぎて足りなくなって受診したときに、こんなことしていたらダメだ。若いんだからしっかりしなさいと……」「それからしっかりしないといけないと思えて感謝しているんです」という話でした。

一度だけ臨時で診療した患者さんにも真剣に向き合う父の姿が思い浮かび、私もこのような診療を目指していきたいと感じました。

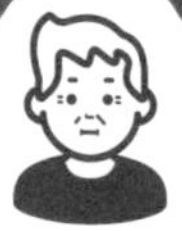

第4章

高齢者のうつ病ってどんな病気？

高齢者を取り巻く環境は、近年とくにストレスフルなものになりつつあります。うつ病の主な原因となるものに過度なストレスがあり、そうした環境が高齢者うつの患者さんの増加につながっているといえます。あらためて、高齢者のうつ病とはどのような病気なのか。その怖さも含めてきちんと理解することが必要です。

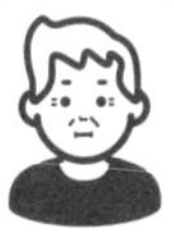

27

うつ病は誰でもかかるリスクがある病気

うつ病は誰でもかかる可能性のある病気です。日本人の約15人に1人が生涯のうちに経験するといわれていますが、男性よりも女性のほうが多く、40代をピークに50〜70代まで患者数の多い状態が続いています。男性はデータでは少ないように見えますが、うつ病になっても受診しない人が多いため、「うつと診断される人が少ない」のです。

高齢の方は、うつになっても気づかれにくいので、注意が必要です。「よく眠れない」「食欲がない」などの症状があっても、本人も「歳のせいかな」と考えたり、周りの人も「最近、少し元気がないかな」と思っても「歳をとるとそんなものだろう」と加齢のせいにして、受診が遅れてしまうのです。

うつ病になると、体がだるい、頭が重い、胃が痛いなど、身体の症状が出ることが多

「うつ病などの気分障害」の患者数

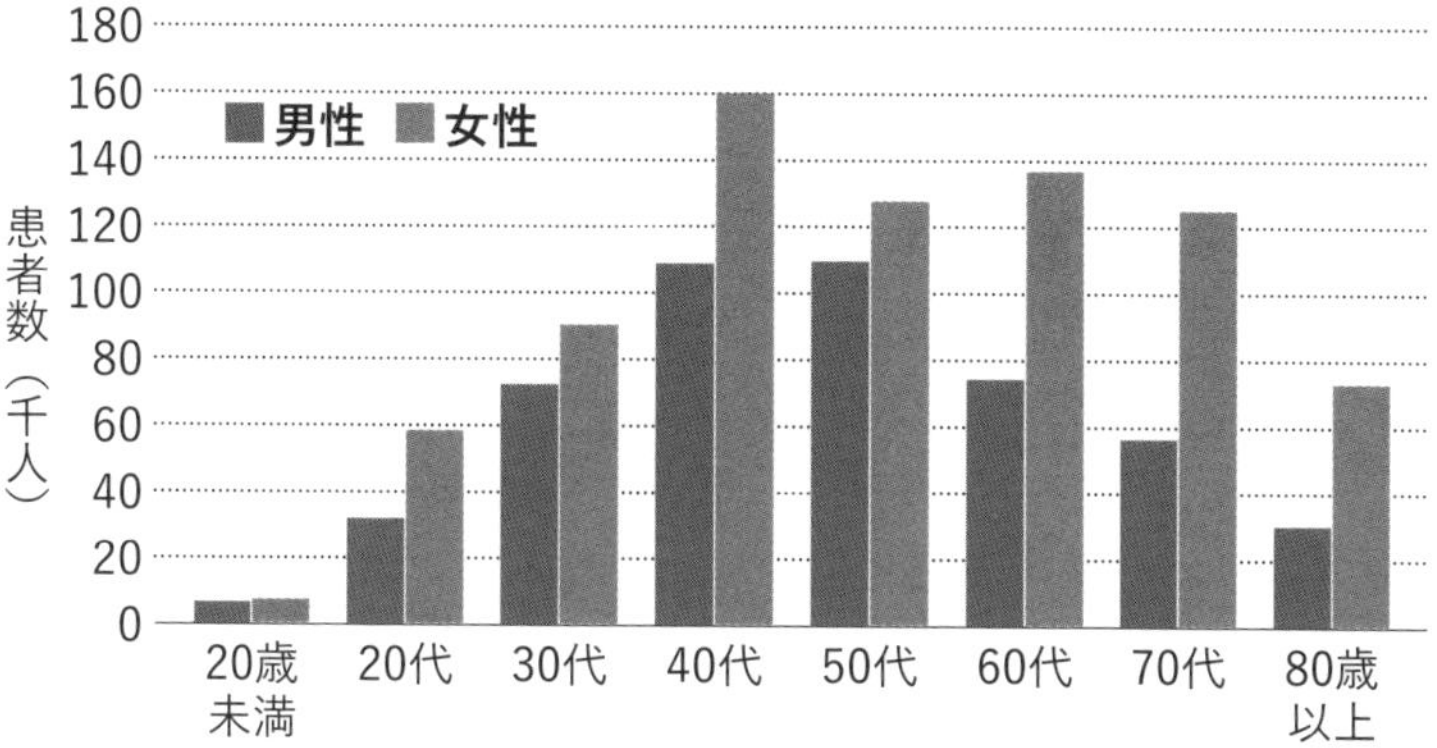

出典：2017 年患者調査（厚生労働省）

くなります。しかし、高齢になると持病がある人も少なくないため、かかりつけ医でも持病によって引き起こされている症状との区別がしにくいこともあります。

更年期とうつ病の症状が見分けづらかったりするのとも、似ています。高齢者に限りませんが、うつになると自律神経が乱れ、日内変動といって朝は調子が悪く、夕方から調子がよくなってくるという方もいます。ですから、仕事をされている方で、朝は調子が悪くて仕事を休んだものの夕方には調子がよくなり「明日は行けそうです」と連絡をするのですが、やはり翌日の朝になると行けなくなってしまうなど、職場での信頼を失ってしまうようなこともあります。

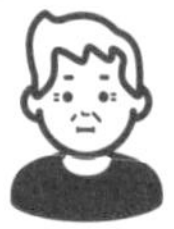

28 高齢者を取り巻く環境はストレスだらけ

高齢になってくると、長年連れ添った配偶者や昔からの友人が亡くなってしまう別離の経験が増えます。大切なペットとの別れが大きな喪失感になるという話もよく聞かれます。また、**仕事を辞めると社会的立場を喪失したように感じたり、定年後、新しい職場に再就職したもののなじめない方もいる**ようです。家屋や財産の喪失、経済面の不安を抱える人も少なくなく、子どもたちとの同居もストレスが多くなりがちです。

今の時代に特有なものとして、**スマートフォンやパソコンなどのIT機器がうまく使えないことのストレス**があります。高齢の方も大半がスマートフォンを持っていますが、ネットでの注文や予約など電話以外の機能がなかなか使いこなせないのです。急速なSNSの普及に取り残されるような感覚を持たれる方もいるようです。

コロナ禍の間にさらにデジタル化が進んで、その恩恵を受けている世代と受けられない世代との情報格差は広がっています。**近くに気軽に聞ける人がいればいいのですが、そうではない場合、情報が得られないストレスや孤立感が高まっていく**ばかりでしょう。携帯電話のショップでも高齢者向けの講習会を開いているところもありますし、ためらわずに積極的に聞くといいと思います。

今思えば、ラジオやテレビは機器さえ購入すれば、スイッチを入れるだけで情報を得ることができ、みんなで一緒に楽しめた点で優秀だったように思います。

昔は地域のお祭りなどの行事をはじめ、**幅広い世代が交流するコミュニティが確立されていて、年長者が力を発揮する場**がありました。年齢を重ねて経験を積んでいると「年の功」といわれ、若い人たちは年長者の意見に耳を傾けるべきという考えもありました。

それがネットで検索すれば何でも調べられるようになり、年長者であるだけでは尊敬されない、優位に立てない世の中になったように感じます。そのような時代の流れも、高齢者を生きにくくさせている要因の一つかもしれません。

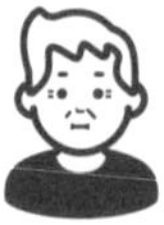

29 高齢者のうつ病の症状の特徴とは

高齢者の場合、諸事情からそれまで好きだったことができなくなることがあります。そのことによって暮らしの中から楽しみや潤いが減っていくと、認知症やうつ病の発症リスクを高めてしまうこともあります。

たとえば、食欲が落ちたときに注意してほしいのは、**若い頃に比べて食べる量が減ったとしても、美味しく食べられているかどうか**です。もともと大好物だったものさえもほとんど食べられない、食べたいという意欲がないといった状態になると心配です。

習い事やスポーツなどの趣味にしても、好きだったことに興味や関心がなくなってしまう、途中で諦《あきら》めてしまうというのは気がかりな兆候です。

うつ病の症状のなかでも、睡眠障害は代表的なものです。**高齢になると睡眠が浅くなるため、睡眠へのこだわりが生じやすくなる**ことがあります。

寝つきやすくするためにアルコール、いわゆる「寝酒」をしてしまうと、利尿作用があるため眠りも浅く真夜中に起きてしまうことが多くなります。夜間頻尿《ひんにょう》など泌尿器にまつわる問題が出てくる人も多く、そのような場合は泌尿器科の受診をおすすめします。

高齢者のうつ病のなかには、「血管性うつ病」というタイプがあることも知られています。

脳梗塞後にうつ病を生じる方がいるという報告や、ＭＲＩ画像上で脳虚血性病変《のうきょけつせいびょうへん》が確認できる方もいます。脳虚血性病変があると薬剤の治療効果が低いという報告もあります。

うつ病の治療を始めても、薬が効きにくい場合、脳血管性のことがあるので、画像検査などを行うことも必要です。脳梗塞を起こしたことのある人は、再発や大きな脳梗塞を起こすリスクがあるため予防や治療を考えていきましょう。

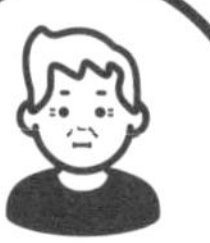

30 憂うつな気分が目立たない、「微笑みうつ病」に注意

高齢者のうつ病の特徴は、**憂うつな気分が目立ちにくい**ということです。うつ病が疑われる高齢の患者さんに診察で気分の落ち込みや不安感について尋ねても「もう歳ですからね」と穏やかに微笑みながらおっしゃるだけ。気分がよくないのは仕方がないことだと諦めていたり、身体の調子が悪いせいだと受け止めていたりするのです。それはご本人だけでなく、ご家族も同じだったりします。

そのように、内面は具合が悪くても、「大丈夫です」「心配しないでください」と微笑みながら言うような状態を**「微笑みうつ病」（スマイリングデプレッション）**ということがあります。高齢者特有の症状というわけではないですが、このような方が高齢者のうつ病には多く、**表面的にはいつもと変わらないように見えても、心の中にはつらい感情や苦痛を抱えています**ので、注意しなければなりません。

微笑みうつ病になる人は、真面目で責任感が強い人、無理をしてでも頑張ってしまう人、周囲への気配りができる人などが多いといわれています。

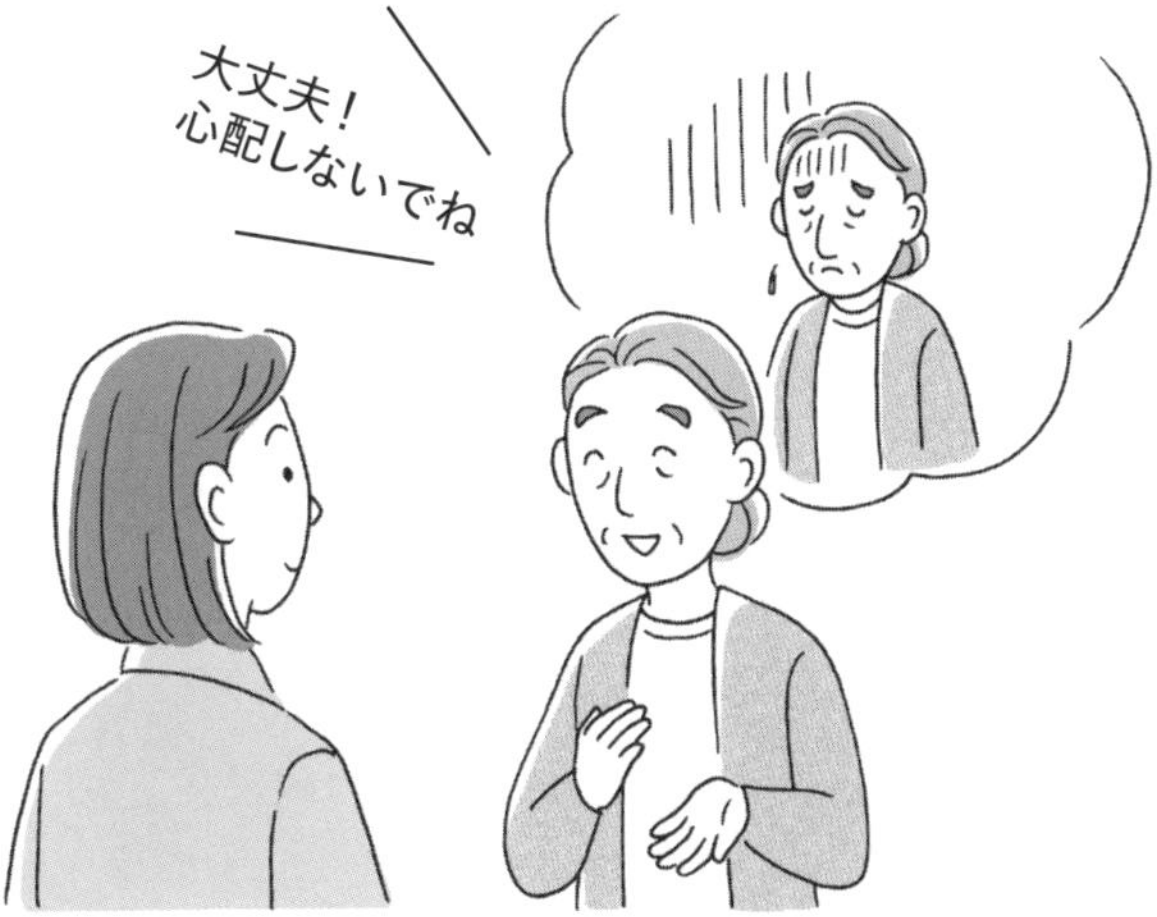

微笑みうつ病の方の診断は、一般的なうつ病に比べて難しい場合があります。というのも、**患者さんが症状を隠して周囲に見せないようにしているため、外見上は問題がないように見えてしまう**からです。どんなにつらくても周囲に迷惑をかけないよう、明るく笑顔でいようとしてしまうのです。そのため、病気の進行に気づかない場合が多く、通常のうつ病よりも深刻な状態になってしまうおそれがあります。正確な診断と適切な治療が必要であり、本人もご家族も現状を理解し、専門医に相談することが大切です。

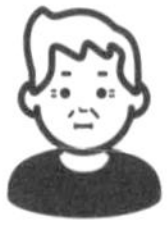

31 なぜ高齢者のうつ病は怖いのか

高齢者は喪失体験が多く、実際にたくさんのものを失っています。そのため、「なんとかして生きていなくては」といった生きる気力や、「これだけは守れなければ」といったものがなくなってしまいます。そういうところから、「もう自分はいなくてもいいだろう」などと自殺を選んでしまうリスクが高いのです。**高齢者のうつ病が怖いのは、「死んでしまいたい」という気持ちが強くなりがちなところ**です。

眠れないときにアルコール飲料を飲む方も多いですが、みなが寝静まっている真夜中にアルコールを飲んでしまい、**衝動的な判断で「死にたい気持ち」が急速に強まることがありますので「寝酒」は禁物**です。

自殺の原因には精神の病気、とくにうつ病が大きく関係しているといわれています。

自殺をする方は男性では中高年が多いのですが、女性では以前から高齢者が多い傾向があります。

これまで日本の婚姻で多い組み合わせは、男性のほうが年上、女性のほうが年下のカップルでした。その場合、女性のほうが長生きする確率が高いため、高齢の男性は妻がいれば孤立しにくいものの、**女性は夫が先に亡くなると、孤立した環境になりやすい**といえます。どちらかといえば**家事能力の高い女性は、一人でも生活に問題はないだろうと思われて、周囲からの支援が受けにくい**ことがあるようです。

また、妻が先に亡くなり、一人暮らしになった男性は、何かと大変だろうと周りが心配してくれ、支援を受けやすいよう取り計らってもらえることが多いようです。

自殺予防はとても難しいですが、政府も自殺対策を考えるうえで重要な孤独・孤立の問題に取り組もうとしています。自殺する方を減らすには、どの世代の人にとっても住みやすく、過ごしやすい社会、生活環境を実現させることが必要ではないでしょうか。

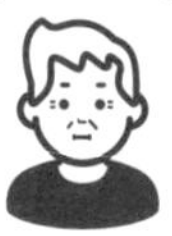

32 気分の不調よりも身体の不調を訴える人が多い

高齢の患者さんは、気分や感情といった精神的な症状が見えにくく、頭痛や肩こり、吐き気、不眠や過眠、食欲不振、めまい、極度の疲労感など、身体の不調を強く訴えるケースが目立ちます。**なかでも「夜眠れない」「食欲がない」という、この2点が受診や通院のきっかけになっている方が多い**です。

高齢者では、持病があって治療をされている方が多く、身体のだるさ、食欲低下、動悸などの不調はその病気から生じていると考えてしまいがちです。逆に、身体の症状はうつ病の症状と考えてしまい、身体面の診断が遅れてしまう危険もあります。

また、すでに慢性の病気で何種類ものお薬を続けて飲んでいると、**ほかのお薬との相互作用がないか、重複して処方されていないか、勘違いして飲み間違えていないかにも注意が必要**です。お薬手帳をしっかり活用するとよいでしょう。

うつ症状を呈する患者さんは、身体症状を訴えるため、さまざまな診療科を受診します。「初診患者330例のうつ病実態調査」という報告によると、日本でうつ病、うつ状態の方が、最初にどの診療科を受診したかというデータを見ても、6割の方が内科を受診していて、最初から心療内科や精神科を受診した方は、合わせて9・4%にすぎません。

うつ症状を呈する患者がかかる初診診療科

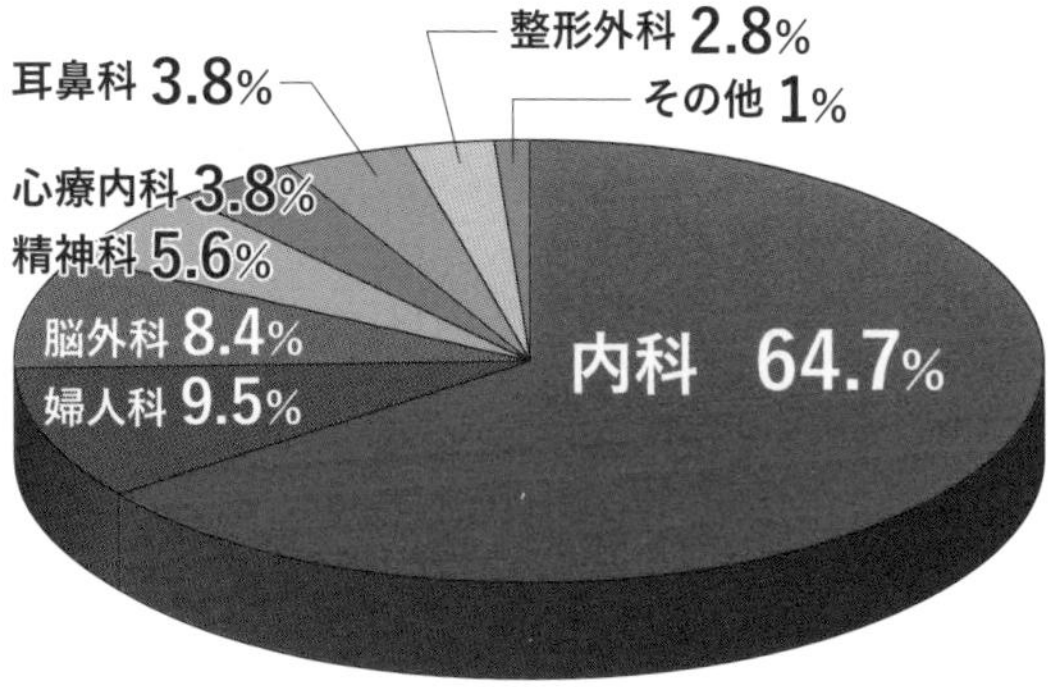

（三木 治：心身医学 42(9): 586, 2002）

うつ気分の乏しい患者さんの中には、内科のクリニックや大学病院で繰り返し検査を受けても異常が見つからず、症状が出てから何年も経って、ようやく精神科を訪れたという人もいます。

うつ病は治療すれば症状が軽くなっていき、回復すれば以前と同じように日常生活を送ることができるようになります。ですから、うつ症状を見逃さないようにすることが大事です。

4 喫茶店での雑談から教わったこと

マイナスの言葉ではなく、「自分をほめる」トレーニングも積んでいけたらいい

父の認知症の病状で、「繰り返し同じ話をする」というものがありました。

父は、「話をしたかもしれないけれど確かさがない」と口にしていました。「もう話しているかもしれないけれどさ」と前置きして話すことが多くありました。

私は父の話を一度聞いても忘れてしまうことが多く、(患者さんの診察ではプロとして集中して聞き洩《も》らさず、と肝に銘じておりますが)、私にとっては繰り返し聞いて、心に残っている言葉があります。まえがきにも書きましたが、「洋、俺とお前は同じ経験をしていないんだよ。俺はお前がどんな人と絆があるのかわからないし、お前もわからないだろう？　だからお互いにわからない同士、尊重しようということだと思うな」という言葉です。

精神科の診察の大半は、患者さんの日常での体験、ストレス、困りごとをうかがい、共感し、患者さんの行動、心情を察してねぎらい、対策を考え、ご本人の自己肯定感を回復させるのだと思いますが、一方で同じ体験をしていないのも事実で、わからないけれど尊重するという考え方も必要に思います。

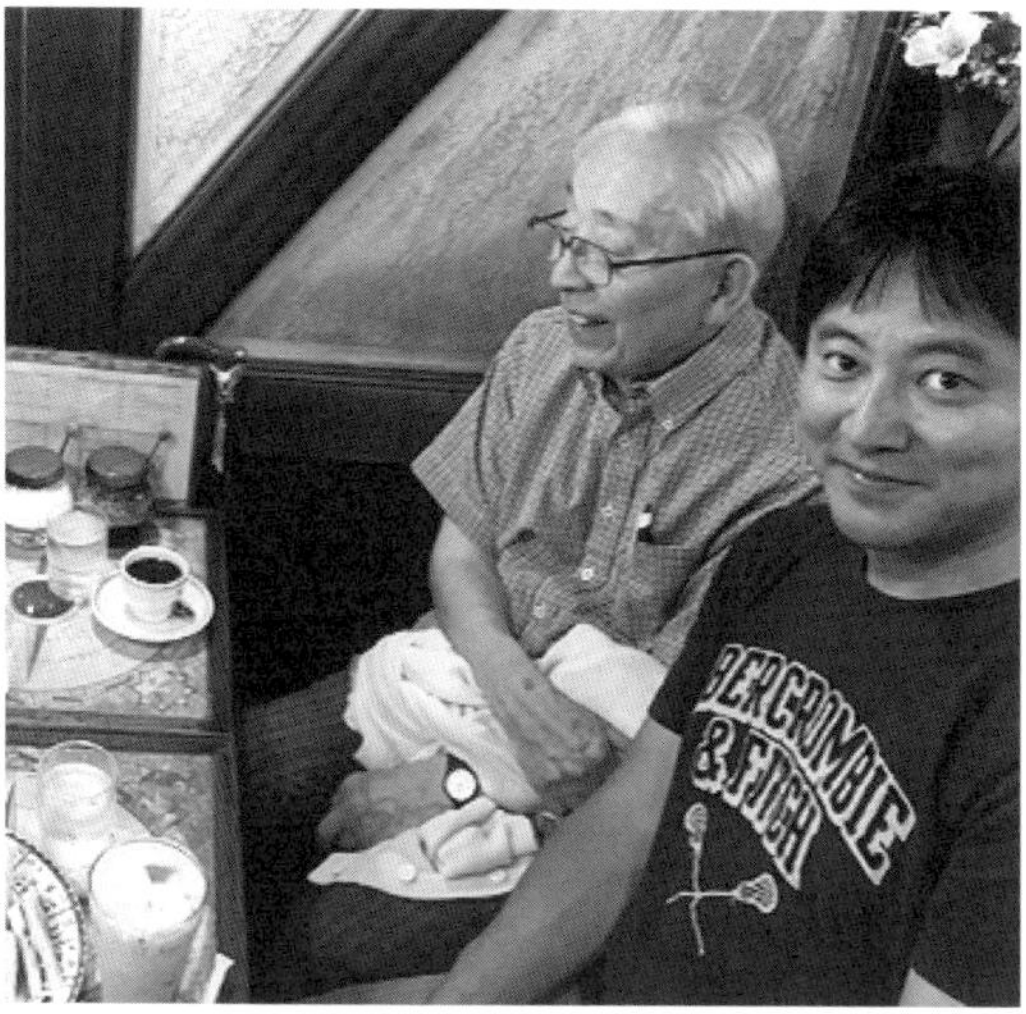

平成30年頃、行きつけの喫茶店にて

父は喘息《ぜんそく》発作を起こし、病弱で戦争に行かなかったのですが、父が体験した戦中、戦後の話もよくしてくれました。

その話の最後は必ず、「戦争っていうのは、個人がなくなるんだよ。絶対にやってはいけない」というものでした。相手を尊重するということのない世界になってしまう、平和な時代では個人が尊重され、戦時下では個人がなくなってしまう……。日々のニュースでいいニュース、悲惨なニュースがあり、いずれも当事者の方のお名前、年齢などが報道されますが、戦争では人ではなく千人、一万人の死傷といった表現で、人は名前が出ずに数字になってしまいます。医療、介護、福祉が重視されているのも平和な時代であるというのが基盤であるのだと感じています。

日々診療をしているなかで、対人関係のストレスは小学生からご高齢の方まで病気を問わずに生じています。

対人ストレスは相手を変えようとしてしまう、相手から変わるようにいわれてしまうということで生じる確率が高まるように思います。

他人の行動や気持ちは変えられない。変えられるのは、自分の行動や気持ちだけです。変えることができた自分は成長していると考えたらいいのではと思います。

父はよく、「今の自分が一番若く、一番元気だ」という一方、「今の自分より1カ月後、2カ月後の自分のほうが経験値も増えて、もっとできるようになっているはずだ」と自分を励ます、自分を肯定することを言っていたのを思い出します。

人間の脳は意外と単純です。自分がダメだなと思うと、脳もダメだよねと返事をしてしまうように思います。「あー疲れた、いやになっちゃうなー」といったマイナスの言葉はつい出てしまいますが、「あーよく頑張った、よくやったよ!」と言葉にするとどうでしょう?「自分をほめる」

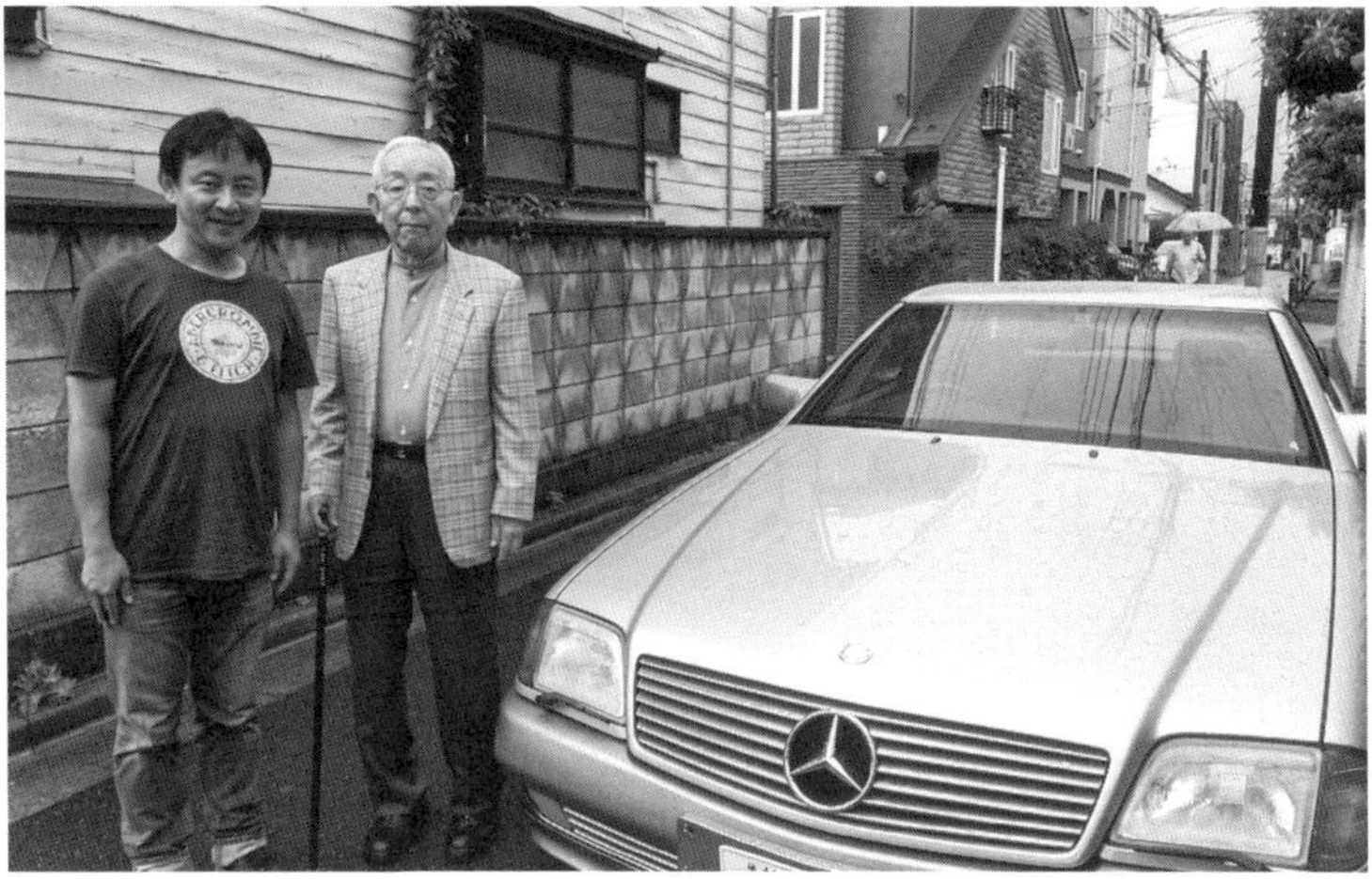

父が長年乗ってきた愛車の前で

トレーニングも積んでいけたらいいのではと思っています。

これは父との思い出ではありませんが、私は医師になって間もない頃、担当患者さんに「先生（私のことです）を変えてほしい」といわれました。

おそらく、患者さんの体調を把握しようとたくさんの質問を長い時間をかけて行っていたことで、私からの一方的なアプローチがご負担をかけてしまったのでしょう。そのときに指導してくださった先生から「院内外出を一緒にするといい」とアドバイスをもらい、できるだけ一緒に外出をしました。

当時の大学病院の精神科の病棟は閉鎖病棟で、患者さんは外に出るのに申請が必要でした。また、私の担当していた患者さんは病状が不安定で、１人での外出はできない状態でした。

このことをご本人にお伝えすると、外に出られるなら出たいと希望され、退院まで繰り返し一緒に外出をしました。

私も歩きながらご本人のペースで、横並びで病院内の売店や病院敷地内の散歩をしてコミュニケーションを重ね、担当医を続けることができました。

自分の行動、言動が相手にストレスになっていないか、自分の行動で変えることができることはないかを学んだこと、このことは今でも日々気をつけたいと思っています。

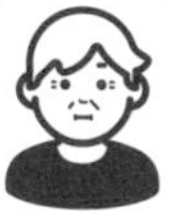

第5章

家族が高齢者うつになってしまったら

ご家族として一番大切なのは、うつ病のご本人が適切な治療を続けられるよう助けていくことです。そのためには、うつ病の一般的な治療の経過を知っていただくこと、そして普段から心地良い生活を送ってもらえるようサポートしていくことが欠かせません。高齢者うつの方により良い状態で過ごしてもらうための基本知識を紹介します。

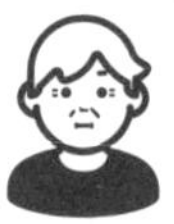

33 高齢者がストレスにうまく対処するには

うつ病は、とくに思い当たるきっかけがなくても発症することがあります。しかし、多いのは**何らかのストレスがかかる状況があってから、うつ病になるケース**です。

前述したようにストレスはもともと物理学用語で、「外側からの圧力で物質に生じる、ゆがみ、ひずみ」という意味です。暑さや寒さ、騒音、混雑など物理的な原因によるもの、痛みやかゆみ、空腹、疲労など生理的な原因によるもの、対人関係、環境の変化、不安や緊張など社会的・心理的なものなど原因はさまざまです。不快なものに限らず、うれしいことや楽しいこともストレスになるため、すべてなくすことは難しいといえます。

ストレスの中でも、うつ病の引き金になりやすいのが、大切な人やものを失う喪失体験、環境の変化、人間関係のトラブルといわれています。高齢の方に限らず、人付き合いに悩む方は多いですが、相手を変えることは難しいですから嫌なことがあっても引きずらないようにしましょう。合わないと感じる人がいる場所とは別に、自分の居場所をつくるのも一つの方法としておすすめします。

大切なのは、普段からストレスをため込まないようにすることです。スーパーマーケットに買い物に行ったときのことを想像してみてください。商品を一つひとつカゴに入れながら、店内を歩いていると、だんだん重たくなってきますよね。一つのものの重さはたいしたことがなくても、それが大量になり、長時間持っていると、腕が痛くなってしまいます。**最初のうちは「これくらいなら大丈夫」と思っていても、いくつものストレスが重なって長時間それらを抱えていると、そのうち耐えられないほどのつらさになってしまうのです。そのつらさがうつ病の原因**になります。

料理に味や香りをつける塩やコショウ、スパイスのように、ストレスもほどほどに加われば、生活に彩りを与えてくれます。何も用事がない日が続くよりは、無理のない用事が1つや2つはあったほうが気持ちにハリが出るでしょう。これからは身近なストレスと上手に付き合って、うまく対処できるようになることが求められそうです。

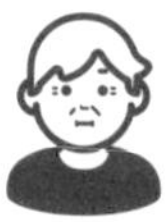

34 高齢者のうつ病の実態から早期発見を

うつ病はどの年代の人でも発症する可能性のある病気ですが、高齢者の場合は認知症との区別がつきにくく、いつの間にか症状が悪化してしまうことがあると説明してきました。しかも**高齢者は自殺率が高いことが知られ、その背景を精神医学的に詳しく調べたところ、7〜8割の方がうつであったとの報告もあります**。

また、高齢者は感情や行動上の変化が加齢に伴うものと間違われやすく、周囲に気づかれやすい自殺のサインを示さない場合が多いため、注意が必要です。高齢の自殺者の90%以上が身体的な不調を訴《うった》えていて、その多くが病院で治療を受けているといいますが、精神科での治療を受けている人は少ないのが現状です。そこで、早期に発見して受診につなげる必要があるのです。

誰でも何らかのきっかけで憂うつな気分になったり、心配事があると不安になったりすることはありますが、たいていは一時的なものです。しかし、うつ病になると嫌なことを何度も繰り返し思い出してしまったり、心配なことが常に頭から離れなかったりして、マイナス思考にエネルギーを消耗し、とても疲れてしまいます。健康な状態であれば、嫌なことを思い出しても過去のことは過去と割り切れるのに、うつ病では過去の体験でなく、今体験しているかのように感じられるのです。そして「フラッシュバック」と呼ばれるような痛みを伴います。

さらに、これまでの嫌なことが次々に浮かんできて、「きっとこれからもいいことなどないだろう」「八方ふさがりのこの場から逃げたい」「いっそ死んだほうが楽かもしれない」といった思考に陥ってしまいます。

高齢になると、不眠を訴える人も増えますが、単に眠れないだけなら「眠くなるまで何かしよう」などと前向きに思えるでしょう。しかし、うつ病のときの不眠は、夜間、早朝覚醒が多かったり、目覚めに不快な抑うつ気分やイライラ感があったり、冷や汗や動機、呼吸苦などで起きてしまったりと、非常につらい状態だと訴えられます。早い段階で適切な対処を行い、体調や心の不調を回復させることが大事です。

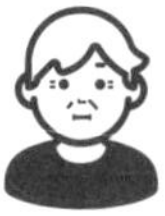

35 受診への抵抗感をなくすには

うつ病を疑って受診する場合は、精神科や神経内科などが目安となりますが、受診をためらう方もおられます。受診に抵抗がある方は、年齢が上になるほど多いようです。

平成の時代くらいになってから、駅前などにも精神科や心療内科を標榜するメンタルクリニックが増えました。**昭和の時代のイメージに比べると、敷居も低くなってきている**のを感じます。しかし、高齢者の間では昔のまま、精神科を受診することへの強い抵抗感を持っておられる方も少なくないようです。

精神科や神経内科ではなくても、普段からお世話になっているかかりつけ医がいれば相談してください。正しい治療を受けるには、原因について探っていくことが大切です。

日常生活で何かうまくいかないときや困難な状況のとき、憂うつになることは誰でもあるでしょう。健康な状態であれば、時間が経てば憂うつな気分も回復していきます。

アメリカ精神学会が作成し、世界中で使われている診断基準の「精神疾患の診断・統計マニュアル第5版（DSM－5）」には「うつ気分が2週間以上毎日、ほとんどの時間持続すること」という項目があげられています。**あくまでも目安ではありますが、2週間以上にわたって不調が続いているようなら受診しましょう。**

働き世代のうつ病を対象とした啓発キャンペーンの例ですが、静岡県富士市をモデル地区として「お父さん、ちゃんと眠れている？」「不眠が2週間以上続いたら受診を」とポスターなどで呼びかけたところ、受診率が上がり自殺防止効果があったそうです。

家族に「なかなか寝つけない」「途中で目が覚める」といったことがあれば、「ぐっすり眠れる安全なお薬があるからもらいにいこう」などといって受診しやすくしましょう。

「睡眠薬は体に悪いのでは」「やめられなくなるのでは」などと思われる方がいますが、**近年は新しいタイプの薬が出ていて、副作用はかなり軽減**されています。漢方薬にも眠りにいいものもあり、選択肢は広がっていますので医師に相談するとよいかと思います。

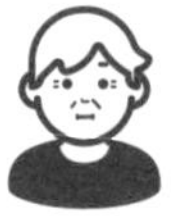

36 本人が受診したがらないときはどうする？

本人が受診したがらないときは、無理にすすめたりはせず、本人の気持ちに寄り添い、理解するように努めましょう。**責めるような言い方やプライドを傷つけるような言い方をしてしまうと、ますます受診を拒まれるようになってしまいます**。

「うつ病は心の弱い人がなる病気」「気持ちの持ち方次第でよくなる」などと誤解されていて、病院に行くことや治療を受けることを拒否される方もいます。夜眠れていない様子や、いつもより食欲が落ちていることが見受けられたときは、「心配だから相談に行ってみましょう」「これからも元気に過ごせるように高齢者検診を受けてみませんか」などと持ちかけると受け入れてもらいやすくなることがあるようです。

かかりつけ医からすすめてもらうのもよい方法です。たとえば、かかりつけ医に「睡眠の治療を専門にしている先生を紹介しましょう」とか、「私から紹介されたと電話してみてください」といった言い方をお願いしておくと、抵抗感なく受診できるかもしれません。医師の協力をあおぎながら、焦らずに受診を促していきましょう。

医療機関に行くときは、家族も一緒に

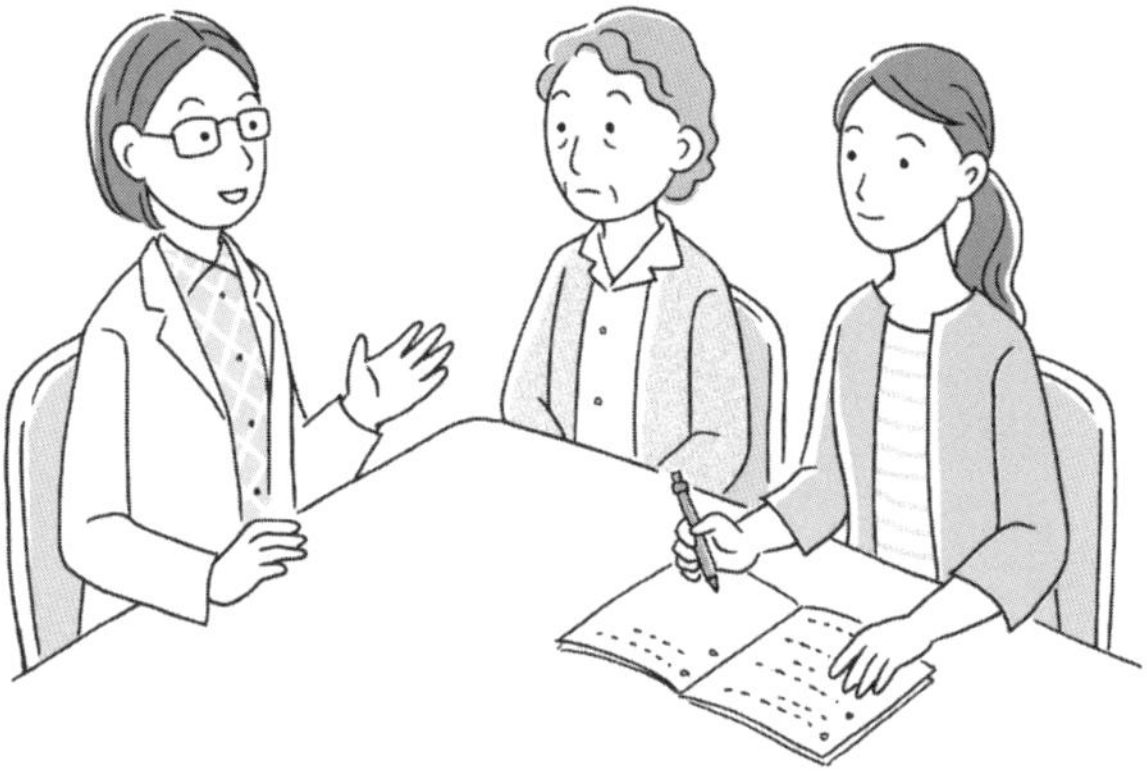

医療機関に行くときは、できればご家族も一緒に受診していただき、気をつけたほうがよいことなども聞いていただくとよいと思います。限られた診察時間を有効に活用できるようにノートを用意していただいて、**受診の際に聞きたいことをノートの左ページに書いておき、右ページに診察内容を書くようにする**とよいかと思います。

毎回の同席は難しい場合も多いと思いますが、医師としてはご本人のお話だけでなくご家族から見たご様子、もともとのご本人からの変化も教えていただけるとありがたいです。

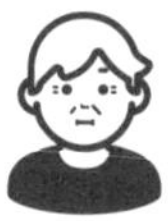

37 高齢者のうつ病の診断には聞き取りが大事

うつ病には、診断基準があります。アメリカ精神医学会の診断基準で用いられている**DSM-5では、抑うつ気分、快楽喪失、食欲不振、不眠、精神運動制止、易疲労感、無価値感、集中力の減退、希死念慮といった9つの要素がうつ病エピソード（うつの症状）**とされています。そのうち、5つ以上が過去2週間以上にわたって、ほとんど毎日、その症状のためにひどい苦痛を感じているか、社会生活や仕事に支障をきたしている場合に診断されます。ほかに、WHOが作成する国際疾病分類（ICD-11）もよく知られています。しかし、これらの診断基準はあくまでも目安で、症状の数だけで重症度を判断することはできません。

当てはまる症状が少なくても「死にたいと思う」といった症状が強い場合には注意が必要です。また、**受診をすすめても拒否する、食事や水分をとらないなど生命にも関わ**

るような場合は、専門医による診断を受け、適切な治療につなげる必要があります。

私が医師になった頃には、**ドイツ精神医学の考え方で、うつ病には「内因性うつ病」「神経症性うつ病」「反応性うつ病」というタイプがある**と教わりました。内因性ではきっかけなくうつ症状が生じる、神経症性はもともとの真面目な性格要因のある方にストレスが加わってうつ症状が生じる、反応性は非常に大きなストレスからうつ症状が生じるという考え方です。実際の診断では、この考え方を基盤に、**ご本人が訴えられる病状は**もちろん、**何がストレスになっているのかなどを聞き取り**、お話しされるときの表情や口調、テンポ、そして以前と比べてご本人のどんなことが変わったかなど、ご家族からの情報もいただき、治療経過（時間経過）を見ながら診断をしていくことになります。

現在の日本の医療制度では診察時間は10分以内になってしまうことが多く、なかなかゆっくりお話をうかがうことが難しく、たくさんの患者さんを診られないジレンマもあります。私の場合は、初診の患者さんには30分以上時間がとれるときに来ていただき、できるだけ症状を正確に把握し、安心して治療を始めてもらえるように心がけています。

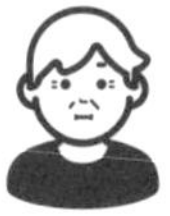

38

高齢者にも安全に使える治療薬が増えている

うつ病の治療でもっとも重要なのは休養です。しかし、**ゆっくり体を休めれば数日から1週間ほどで回復することの多い風邪などとは違い、うつ病は治療に時間がかかる病気**です。

お薬を飲むことに抵抗のある方もいらっしゃいますが、糖尿病や高血圧などと同じように、脳の病気であるうつ病も適切な薬物治療を行うことが大切です。

残念ながら、うつ病の治療薬の中で「これが一番効果がある」というものはありません。近年、抗うつ薬は脳のセロトニンを増やすことで不安感や抗うつ気分を改善するSSRIや、セロトニンに加えてノルアドレナリンを増やして意欲を湧かせるSNRIなど、副作用の少ないものが主流になってきています。ただし、どの薬剤も即効性はなく、飲み始めてからすぐに効果が実感できるものではありません。

治療効果が出るまで2カ月前後かかることが多いため、**ご本人にとって不快な副作用が生じないものを選ぶ、患者さんと相談しながら薬剤を決定する、少量から始めて様子を見て、変更も相談しながら……という「SDM（シェアード・ディシジョン・メイキング）」**という考え方が重要かと思います。「まずしっかり寝たほうがいいから、私ならこれかな」などと医師が多少の主観を交えることもあるかと思います。不眠や不安という症状に対しては抗不安薬、睡眠導入薬、抗精神病薬、気分安定薬といったお薬を併用することもあります。

お薬を処方する際、副作用に対して心配される方が多いのですが、胃もたれの副作用が出やすい薬剤の場合は胃薬を併用したり、眠気が出やすい薬剤の場合は寝る直前に飲んでいただいたりすることで、かなり抑えることができます。

このように患者さんと一緒に考えながらお薬の飲み方を決めていくことで、信頼関係を築いていければと思っています。

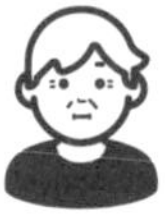

39 薬の管理に注意して服用を続けてもらう

高齢の患者さんは、うつ病の薬を処方される前からすでに何らかの病気の治療をしていることも多く、使用する薬の種類や量が増えると、薬の管理が複雑になってきます。お薬の種類や量が多いと、飲み忘れや飲み間違いに気をつける必要があります。

また、目が悪くてパッケージの文字が見えない、手指が動かしにくくて包装された薬を取り出せないこともあります。**患者さんやご家族、医師や薬剤師などが情報を共有して、一人ひとりに適したお薬の管理方法を見つけていくことが大切**です。薬局では「一包化」ということもしてくれます。毎食後、寝る前、それぞれにお薬を一袋ずつ入れてくれます。

お薬に対して不安や疑問があれば、遠慮せずに医師や薬剤師に質問してください。たとえば、「お薬をもう1種類追加してみましょうか」と提案されたとき、**お薬の種類が**

増えることが心配ならば「減らせるものがあれば減らしてください」などと伝えてみましょう。お薬の説明をしっかり聞き、双方向で話して、納得してからなら処方されたお薬を安心して飲むことができます。定期的に体調や服薬できているかの状況などによって、処方を見直してもらうことも重要です。

これまでに診た患者さんにも、飲み忘れたからといって2回分のお薬を飲んだり、1日1回服用する抗うつ薬と1日3回の胃薬を出していたところ、3回のほうが大事だと思って胃薬だけを飲んでいたりといったケースがありました。いつの間にか思い込みや思い違いが出てくることもあるので、定期的に確認していく必要があるかと思います。**高齢の患者さんはある意味、お薬に慣れているため、逆にリスクもあります。**痛いときだけ頓服薬《とんぷくやく》を飲んだり、眠れないときだけ睡眠剤を飲んだりするのはよいのですが、同様に抗うつ薬も自己調整してしまうと十分な効果が得られなくなってしまいます。

飲み忘れや飲み間違いを防ぐには、飲むタイミングや量がひと目でわかる**「お薬カレンダー」や「お薬管理ケース」「一包化」を活用する**とよいでしょう。

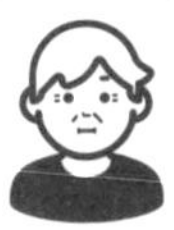

40 うつ病の初期の治療をサポートする

うつ病の治療で大事なことは、途中でやめることなく治療を続けることです。そのためには、家族や周囲のサポートが欠かせません。**サポートをするにあたっては、まずうつ病の一般的な治療の経過を知っていただくことが大切**です。

名古屋大学名誉教授の笠原嘉先生が作成された、うつ病の治療経過の図（左ページ）を見てみると、まず「イライラ」「不安」の回復をはかります。抗不安薬や抗うつ薬、睡眠薬を適切に使用することで改善が期待できます。元気になる薬をもらったはずが、うとうとして眠そうな時間が増えてしまい心配になってしまうこともあるかもしれません。

ただ、うつ病のときには行動も休養もうまくできない状態になっていることが多く、何も考えないようにしても、過去の失敗をくよくよ考えて後悔してしまいがちです。ですから、考えすぎて落ち込むより、多少の眠気は休養がとれてよいといえます。ただし、

眠気が強すぎて立ち上がれない、食事がとれないといったことがあれば薬が効きすぎている状態と考えられるので、お薬の量を減らすか中止や変更を検討する必要があります。

うつ病の経過予想図　～うつ病の心理状態の消えていく順序

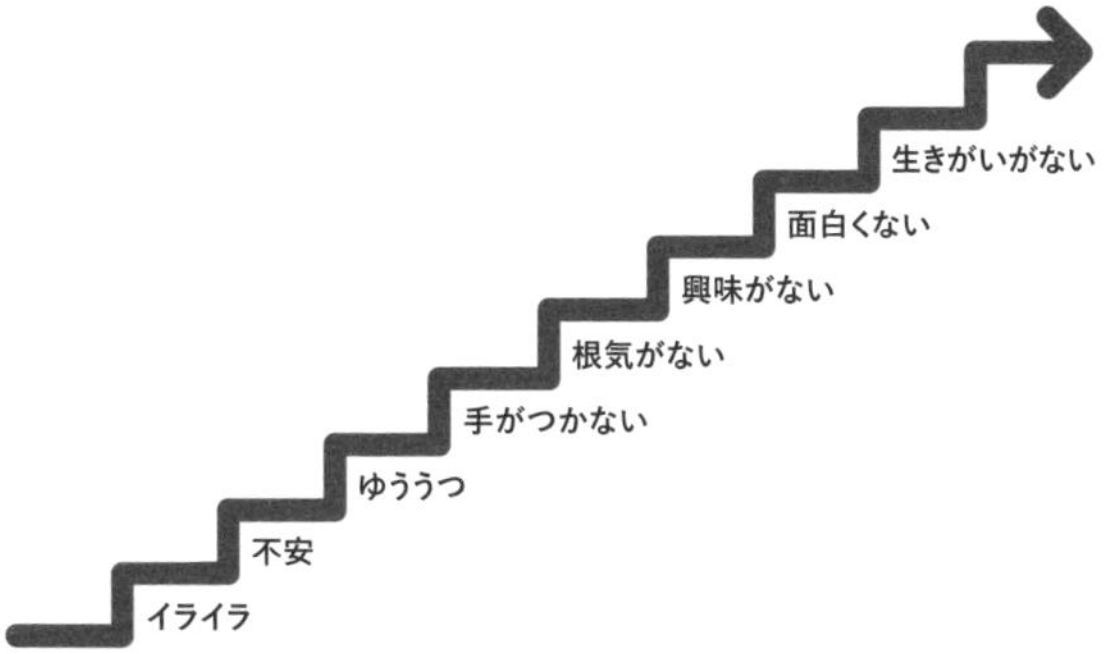

経過予測図：焦燥感・不安感の段階から、ゆううつ気分、おっくう感、そして喜びの喪失の順で症状が消えていく

笠原 嘉：精神神経学雑誌 100（12）：1074, 1998 より改変

薬の作用には個人差があるので、なるべく週に１回くらいのペースで受診し、医師との信頼関係を築くのがよいでしょう。ご家族が一緒に受診すると、ご本人のもともとの生活の様子を医師に伝えられたり、治療のサポートがしやすくなったりします。

当初の１カ月くらいで薬を使って睡眠のリズムを整え、できるだけストレスの原因となるものを取り除き、イライラや不安の軽減をはかるのが最初の治療段階です。わがままや自己中心的と思われるような行動が見られることもありますが、病気の影響だと理解して冷静に対応しましょう。

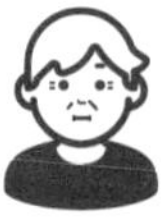

41 うつ病の中期の治療をサポートする

次は、「憂うつ」「手がつかない」「根気がない」という治療の段階となります。この段階の治療には時間がかかり、ご本人もご家族も疲れが溜まってしまうことも多いです。そのため、**何かやろうとしても億劫《おっくう》で行動に移せない、一日中ゴロゴロして過ごしてしまうといった状態になりがち**です。

医師に相談すると「無理のない範囲で好きなことをしてください」といわれたりしますが、以前好きだったこともする気になれず、「少しは外に出てみたら」と家族がすすめると、「そうだね」と肯定するものの行動には移せないといった状況でしょうか。ご本人も思うように活動できずにつらい思いをしていますが、家族も力になれていない気がして無力感を感じてしまうのが、この時期です。

通院頻度も以前より少なくなり、１カ月に１〜２回程度になることが多いのですが、**気になることがあれば、主治医に伝えて薬の調整や生活面のアドバイスをもらうとよい**でしょう。通院の回数が減ると、生活面の変化なども記憶しておくのが難しくなるので、日頃からメモしておいて、受信時に見せると状況が伝えやすいかと思います。具体的には、**起床時間、就寝時間、食事の時間や食欲の有無、服薬の時間などを記録する**だけでも参考になります。後から振り返ることもできるので、継続していくとよいでしょう。

症状が少し落ち着いてくると、「気分転換に外に出かけるようにしてはどうでしょうか？」とご家族からよく聞かれます。普段とは違う場所に行くことでリフレッシュできるのではないかと考えるのでしょう。

しかし、うつ状態のときは、それを楽しむことができないことが多いのです。家族や友人などと一緒に行動しても、楽しい気持ちを共有できないことで自分はダメだと落ち込んでしまうこともあります。ご本人が希望した場合でも、楽しめないことがありますので、その場合は早めに切り上げてください。

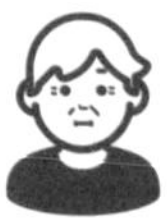

42

回復期は家族が頑張りすぎないサポートを

次の段階では、**「興味がない」「面白くない」「生きがいがない」という感覚の回復**をはかります。この時期は億劫な感じがなくなって行動できるようになり、達成感や充実感が味わえるようになるのです。ただし、100%の状態ではないので、思ったほどはかどらなかったり、疲れたりするかと思います。**回復期はケガをしたときのリハビリと同様に、できることからゆっくりと取り組みましょう**。

調子がよくなってきたなと思っても、無理は禁物です。睡眠や食事をなるべく規則正しくとるようにし、生活のリズムを整えながら、朝は布団から出て太陽の光を浴び、昼間は散歩をするなど少しずつ活動量を増やしてみます。いきなり本格的な外出や運動をするのではなく、**まず楽しめそうなことを短い時間から始めてみて、徐々に回数や時間を増やしていく**のがよいでしょう。

うつ病の治療には長い期間が必要になります。回復期までできてからも、長い目で見て無理のないサポートを続けていくことが大切です。ご家族だけで頑張りすぎないで、地域の行政に頼ることも考えるといいでしょう。

市区町村によって名称は違いますが、役所には「高齢者福祉課」「高齢障害課」といった精神保健に関する担当部署があります。わからない場合は総合受付で、「うつ病の家族のことで相談したいのですが……」といえば、担当部署につないでもらえます。また、全国各所にある「地域包括支援センター」では、医療や介護の専門家が高齢者に関するさまざまな相談を受けてくれ、必要なサービスにつないでくれます。

とくに親と離れて暮らしている場合、仕事を1日休んで支援できるなら、ご本人のそばにいてサポートするだけでなく、ご本人と一緒に行政の窓口に出向いて面談してもらうことが有意義といえるでしょう。そうすることで、その後はご家族がたびたび足を運ばなくても、仕事の合間などに行政の担当者に電話して経過を聞いたり、何かお願いしたいことがあれば伝えたりできるようになります。

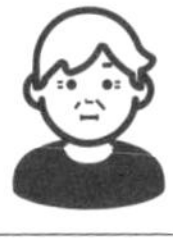

43

油断してはダメ！治療はすぐに終了しないこと

症状もよくなってきて、「少しずつ好きなことをしてみましょう」などと医師にいわれると、うつ病がすっかり治ったと思い、治療をやめようとする患者さんがいます。しかし、回復してきたからといって、すぐに治療をやめてはいけません。少なくとも半年くらいは、副作用の問題がなければ、お薬の服用は継続することが基本とされています。

うつ病は再発の可能性がある病気です。**回復しきっていない状態で無理をしたり、治療をやめて再発を繰り返したりしていると、ちょっとしたストレスや問題がきっかけで状態が悪化し、治りにくくなってしまう**ことがあります。再発を防ぐためにも、生活が軌道にのるまで、それまで通りに医師の指示にしたがってお薬の服用を続けてください。

治療をいつまで続けるかについては、次のようなたとえ話をしています。

「冬の寒い時期、寒くなることが予想できれば、セーターやコートを着て、マフラーや手袋をして防寒対策をしますね。寒さが和らいでくると、セーターは脱ごう、マフラーはいらないかな、と少しずつ軽装にしていくかと思います。かといって、寒さがぶり返す可能性があるうちは、防寒着はすぐ出せるところに置いておきませんか。寒さをストレス、防寒着をお薬と考えてもらうと、ストレスがまだかかる可能性がある、波があるけれどつらい日もあるという場合、お薬を無理に減らそうとしなくてよいのです」

病状が回復してからの注意点は、調子がよいと感じるときでも決して無理をせず、少しペースを抑え気味に復帰を進めていくことです。6カ月くらい安定していて、ストレスがなく生活状況や環境にも問題がなければ、医師に相談しながら少しずつお薬の量を減らしていくのがよいでしょう。

お薬の治療が終了した後も、何年も通院を継続されている方もいます。「診察室では実生活に影響なく気を遣わずに話せる」と、1〜2カ月に一度、主に雑談をしに来られる方もいて、一番つらい時期を一緒に乗り越えることができたという信頼関係ができている中での雑談が、ストレスの予防になっているようです。

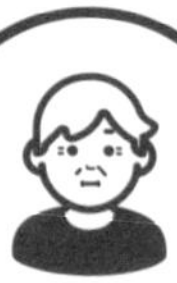

44 介護者の健康管理を行うことも大切

ご家族は、患者さん本人に寄り添って、治療に協力していくことが必要です。ただし、**寄り添うことが大事とはいっても、親身になって相談にのっているうち、ご家族も疲れてしまう**ことがあります。また、状態には波がありますから、調子のよい日もあれば悪くなる日もあります。最初の段階の「イライラ」「不安」「眠れない」といった症状がぶり返すこともあります。思うようにいかないとき、ご家族は「自分の対応がよくないのでは」「自分が側にいないほうがいいのだろうか」などと考えてしまうこともあるようです。ご本人もご家族もともに焦らず、諦めない気持ちが大切です。

介護のプロは勤務時間が決まっていて休みもありますが、介護をされているご家族には休みがなく、負担は大きくなりがちです。**ご家族にも自分の生活がありますから、そ**

れを犠牲にしてまでうつ病の親に寄り添い続けるのはストレスになります。ストレスや疲れが溜まると、イライラして嫌な言い方をしてしまったり、身内だからこそ強い口調になったりすることもあるでしょう。長年ご家族が築いてきた穏やかな関係が、病気のせいで失われるのは残念なことです。ですから、ご家族が疲れを溜めないように、適度な息抜きをするなどして心身の健康を管理していただくことが大事だと思います。

うつ病の患者さんを支援するとき自分だけで何とかしようとせず、困ったら専門家に相談して、利用できるサービスは上手に利用し、抱え込みすぎないことがご家族にとって大事なことだといえます。そこで介護サービスを利用すれば、ご家族が一時的に介護から離れて休息やリフレッシュができるようになります。うつ病を中心とする気分障害の方を対象としたストレスケア病棟を持つ病院も増えていますので、入院しての支援をお願いする方法もあります。基本的に、その病院の外来を受診する必要があり、だいたいの場合は満床ですぐに入院はできず、ベッドに空きができてからになります。ご家族が疲労を感じ始めたら、早めに相談してみるとよいでしょう。

長谷川洋医師の臨床日記
～精神科医の父から教わったこと

5 両親の老人ホーム入居で教わったこと

「自分の居場所作り」はどの年代の人にとっても大事なこと

コロナ禍に、両親は一緒に老人ホームに入所しました。父が体調をくずし、心不全で在宅酸素療法が必要となり、高齢の2人暮らしは不安だろうと入所をすすめました。

母は、「入所は子どもたちのため。みんなが心配して代わる代わる来てくれることになっちゃうでしょ?」と話していました。「住み慣れた町」で暮らすのもいいでしょうし、両親のように新しい生活環境を選ぶのもいいでしょう。

「住み慣れた町」も、次第に変わっていきます。商店街のお魚屋さん、お肉屋さん、八百屋さんは閉店され、大きなスーパーマーケットになりました。それぞれのお店の方と雑談しながら買い物することはなくなり、もちろんスーパーマーケットの方々とも顔見知りにはなれますが、「雑談」はなかなか難しいようにも思います。

また近所の方々も引っ越しされたり、高齢者にとっては「生活環境の喪失体験」は多かれ少なかれ経験することのように思います。


よく診察でも、「高齢者にとって引っ越しはよくないのか?」というご質問をいただきます。どなたも今までいろいろ体験し、環境を変えてこられてきています。そのときに望む環境、望まない環境、どちらもあったと思います。

そのとき、一人で乗り越えるのはしんどいもので、支えてくださる多くの方々がいたほうが良いのはいうまでもありません。

孤独でない、孤立しないことが高齢者だけでなく、どなたでも必要に思います。森川すいめい先生の著書「その島のひとたちは、ひとの話をきかない――精神科医、『自殺希少地域』を行く」(青土社)のなかで、自殺希少地域での人間関係について述べられています。

自殺が多い地域では人間関係が希薄な傾向があるという報告から、自殺が少ない地域は濃厚で密な人間関係があるかと思いきや、実際には濃密ではなく、でも付き合いはあるということが述べられています。

名前は知らないけれど、あのあたりに住んでいることは知っている、ベンチに座って挨拶したり、天気の話はする、という関係があるというのです。

孤独、孤立しないために、住み慣れた町で行きつけのお店があり、顔見知りの店員さんと日常会話ができたらいいのかなと思いますし、新たな場所で、介護福祉のプロの方々と顔見知りの関係ができてもいいのかなと思います。

父はなじみの環境を作るのが得意だったように思います。若い頃は生活の大半は職場で、自宅は寝るために戻る場所で、近所に知り合いは少なかったように思います。それでも毎週日曜日、時間を見つけて教会に出かけ、同じ信仰を持つ方々と交流することを行っていました。

行きつけの喫茶店もいつの間にか見つけており、私も一緒にコーヒーを飲みに行きました。また運のよいことにかつて長年通っていた床屋さんが偶然自宅近くで開業しており、認知症になった後も毎日のように喫茶店に行き、時々床屋さんでシャンプーをしてもらい、地域の方との交流で充実した日々を送っているようでした。

また余談ですが、週に一度、10年ほど板橋から私の診療所まで来てくれていたときにも、診療前に立ち寄る喫茶店も見つけていました。父は甘いものが好物で、そこではおしるこを注文していたそうです。自分の居場所づくりはどの年代の方にとっても大事なことではないかと思います。

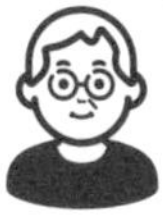

第6章

うつ病と認知症を併せ持った方への関わり方

なかには、認知症にうつの症状が併発することや、うつ病から認知症に移行する方もおられます。2つの病気は別のもので治療方法も異なりますが、普段ご家族が向き合っていく中で大切にすべきことの基本は、それほど違いはないのかもしれません。より良いシニアライフのために気をつけることは、どのようなものでしょうか。

45 うつ病と認知症の両方を持った人にどう対応する？

これまでも述べてきたように、うつ病と認知症の鑑別は簡単ではなく、うつ病から認知症に移行する可能性もあれば、認知症にうつ病が併発することもあります。

「うつ病かもしれない」「認知症かもしれない」「もしかしたら併発しているかも」といった心配を持つご家族や介護をされている方から、「どのように関わればよいでしょう？」とよくご質問をいただきます。そんなとき、**私は「ご本人を思う気持ちがあれば、難しく考える必要はないですよ」とお答えしています。**

一人ひとりに生きてこられた歴史があって、好きなものや心地いいと感じるものがあるかと思います。

たとえば、音楽が好きな方は音楽が流れている環境を心地よく感じられるでしょうが、逆に音楽になじみのない方にはうるさく感じられてしまうかもしれません。ご家族や介護をしてくださっている方と、ご本人にとってどのように過ごしていただくのがいいのかを一緒に考えるのです。

考えるヒントとしては、**ご本人の出身はどこか、子どもの頃はどんな環境に育ったか、何かスポーツや趣味を楽しんでいたか、応援している俳優さんや歌手はいたか、どんなお仕事をされていたか、休日は何をして過ごされていたか、旅行で訪れて気にいった場所はあったか**、など、差し支えのない範囲で情報を収集してみるとよいでしょう。

ただし、うつ症状や意欲の低下が見られる場合、好きなことでも乗り気になれなかったり興味が持てなくなっていたりすることも多いため、無理にすすめてはいけません。うつ症状が強いときは、何も楽しむ気分にはなれず、イライラがつのってしまうこともありますので、注意が必要です。

ご本人にとっていい刺激になることは継続し、乗り気でなかったことはやめるということを繰り返すうち、次第によりよい対応ができていくようになるかと思います。

46

時間にゆとりを持って会話を楽しむことが大切

たとえば日頃の会話についても、無理に興味を強いるようなことはすべきではないでしょう。

私の診療所に通院されている方で、うつ症状が強くてデイサービスに出かけるのも疲れてしまい、日中のほとんどをお一人でベッドの上で過ごしているという80代の女性の患者さんがおられました。診療所には娘さんがついてこられ、「好きな趣味の話をしても、まったく興味を持ってもらえないんです」と心配そうな表情でした。

その患者さんはある日の診察で、昔はよく車に乗ってドライブに出かけていたと話しておられました。そこで私から、「今度、娘さんの時間のあるときに、新しい車を見に販売店に出かけてみてはどうですか?」と提案してみました。するとその方は、「まあ!

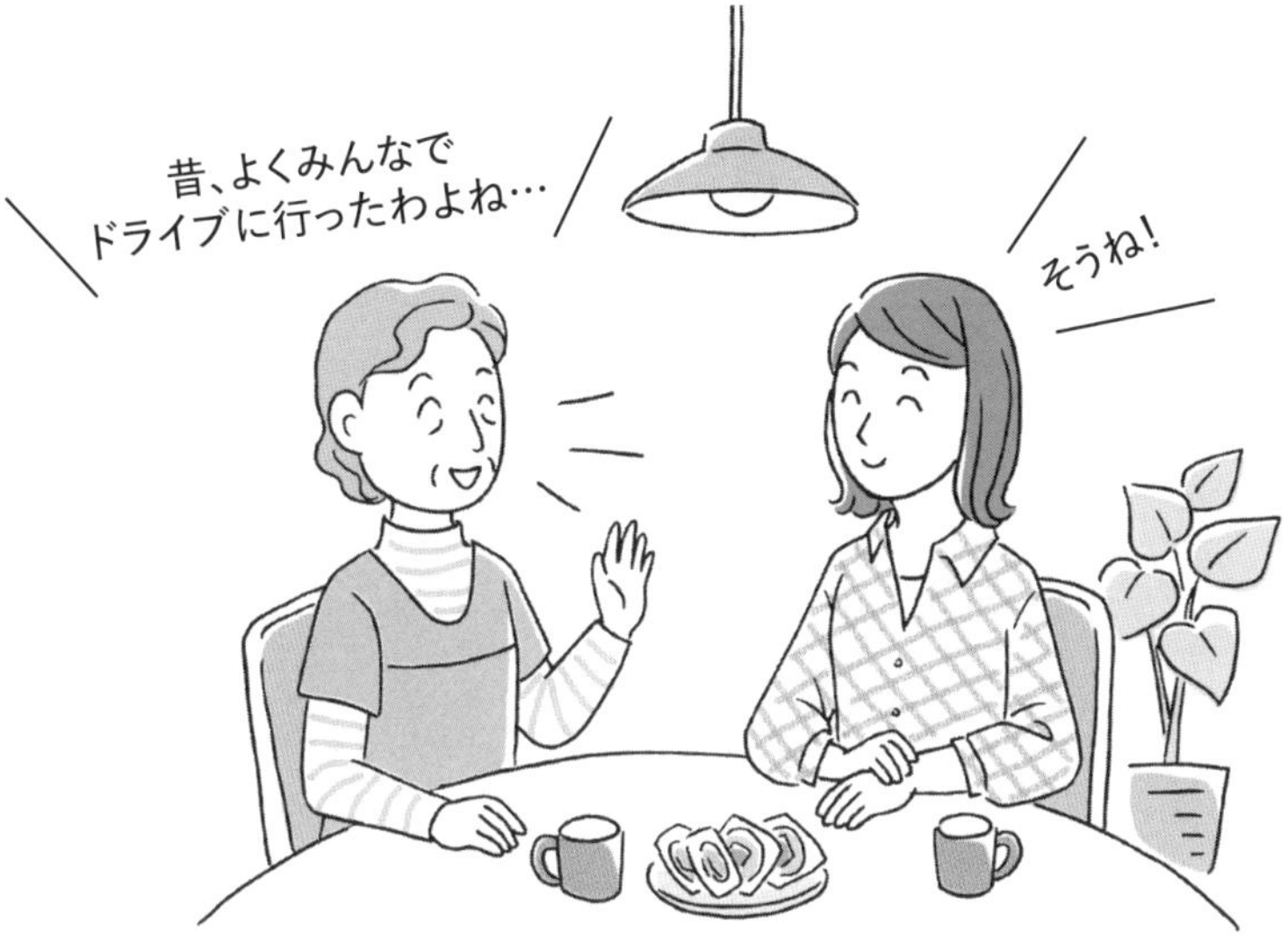
昔、よくみんなで
ドライブに行ったわよね…
そうね！

それはぜひ行ってみたいです！」と表情がぱっと明るくなったのです。

思いもよらない反応に娘さんは驚くとともに、それから車やドライブの話をすると、その患者さんはとてもうれしそうに話をしてくれるようになりました。

ご自身が何に興味や関心を持ってくださるか、何に対して乗り気になってくださるかをつかんでいくのは時間もかかりますし、根気も必要です。日々の介護の中ではなかなか難しいと感じる方も多いでしょう。ぜひ生活の中での時間を工夫して、ご家族や介護にあたる方ご自身が、ゆとりをもって会話ができるよう努めてみてください。

47

どのような生活習慣を心がければよいか

高齢者特有の話ではありませんが、うつ病を防ぐには生活リズムをあまり乱さないようにすることがいいようです。なるべく決まった時間に寝る、朝は太陽の光を浴びる、食事を3食とるようにする、といったことを心がけて、生活のリズムを整えてください。

運動療法も一般的に効果が認められていますから、近所を散歩するなど無理のない程度に身体を動かすことも意識していただければと思います。毎日の習慣にすることが大切なので、焦らず頑張りすぎずに取り組みましょう。

一人暮らしで生活面のサポートが厳しい場合、行政のサービスを利用して生活面を整えていくのもおすすめです。各自治体や市町村の障害サービスを担当している窓口に申請を行い、1~6の段階で区分されている「障害支援区分認定」を受けると、精神科デイケアを利用したり、訪問介護サービス、ホームヘルプサービスを受けたりすることができます。介護保険の適応外となった場合でも、障害支援区分認定ではサービスを利用できることがありますので、問い合わせてみるとよいでしょう。

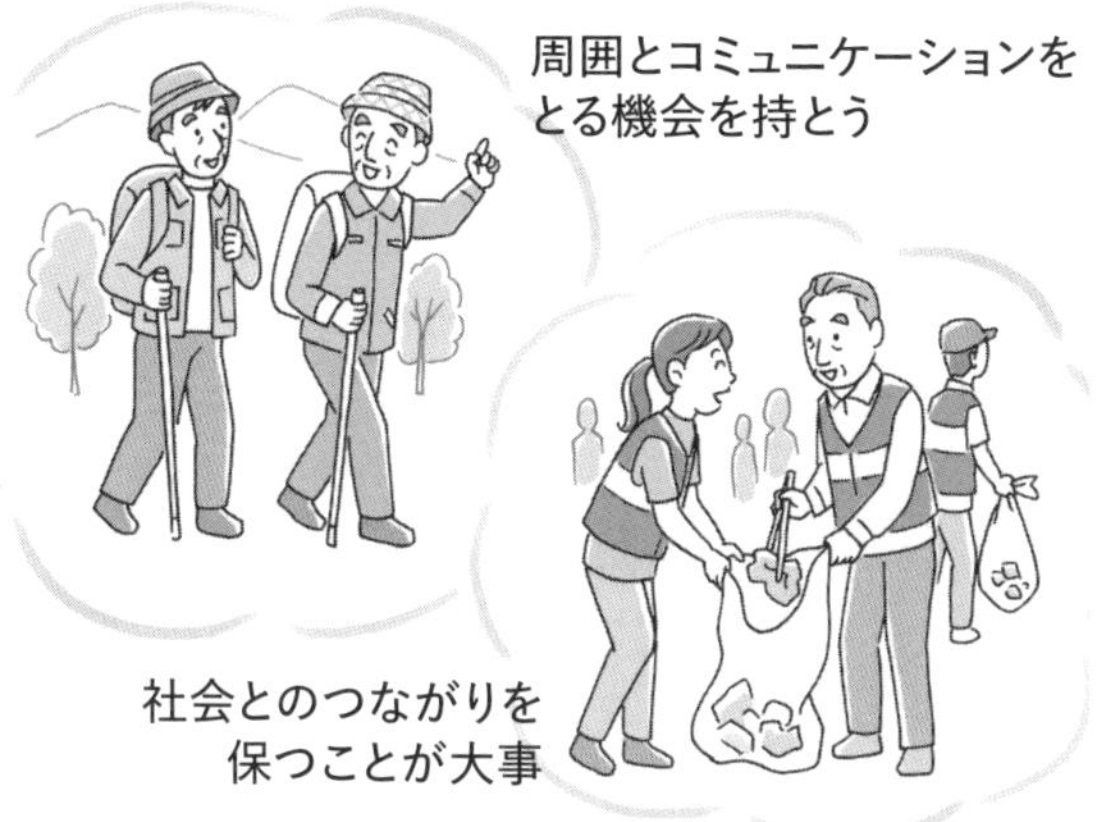
周囲とコミュニケーションを
とる機会を持とう
社会とのつながりを
保つことが大事

高齢者のうつ病の特徴は、生きがいや興味の消失、漠然とした不安感などが原因となっていることです。高齢になってもうつ病にならないためには、**新しいことにチャレンジする気持ちを失わず、積極的に人と会って会話をする、趣味の習い事に通う、ボランティア活動に参加するなど、周囲とコミュニケーションをとる機会を持ち、社会とのつながりを絶やさないようにしたいもの**です。それと同時に、ご家族や周囲の人たちも普段から声がけをするなどして、孤立させないよう気にかけていただけたらと思います。

48

軽い運動から、意識的に身体を動かす習慣をつけよう

うつ病と認知症のどちらにおいても、身体を意識的に動かすのはとても良いことです。一方で、「身体を動かすのは苦手で……」「毎日続ける自信がない……」という高齢の方は多いかもしれませんね。でも運動といっても、なにもジョギングやウォーキングといったものだけをイメージする必要はありません。

今までやっていなかった、ちょっとした「身体を動かすこと」でいいのです。たとえば、朝起きたらまず大きく身体を伸ばしてみることや、立ち上がって大きく伸びをしてみる、または座ったままで深呼吸を大きく3回してみる……といったこともおすすめです。とくに息をゆっくり吐くのは副交感神経を刺激して、気持ちを落ち着ける効果があります。

このくらいの軽い動作でも、うつ病や認知症で意欲が低下しているときには億劫だったり、つらいと思うこともあるでしょう。**何よりも、まずは新しい運動習慣をできることから始めてみるのが大事**といえます。

また、身体を動かすことがどうしてもしんどい場合には、日当たりの良い部屋で、窓越しでもいいので午前中に日光にあたる習慣をつけてください。空を見上げる、雲の動きを見るのもおすすめです。まずは気持ちの面から活動的になっていくことで、少しずつ身体を動かす意欲も生まれてくるかもしれません。

もちろん、**ある程度の運動が続けられそうであれば、やはり効果の高いのは散歩やウォーキング**です。

これらの運動は、日常的に継続していくことで、認知症やうつ病の予防にも効果があることがわかっています。まずは短い距離から、自分にとって無理のない範囲で始めることを考えましょう。

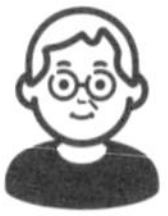

49 喪失感を抱くことなく運転免許を返納してもらうには

歳をとると運動能力や動体視力、認知判断能力などの低下が見られ、自動車運転には危険が伴います。ましてやうつ病や認知症になると記憶力や注意力が損なわれていきますから、事故の危険はきわめて高くなります。

一方で、心配なあまりご本人に「運転はやめて」とお願いしても、聞き入れてもらえないというご家族の声も多く聞かれます。現実に、高齢者による交通事故はたびたび報道され、そのたびにご家族は気が気ではないと思います。

結論をいえば、**うつ病や認知症になったら、車を運転するべきではありません**。運転を卒業し、自動車免許を返納することをご家族でよく話し合う必要があると思います。

ただ、ご本人が運転を強く希望している場合だと難しいところです。**運転免許の返納は、大きな喪失体験の一つになる場合があり**、免許を返納したことをきっかけにそれまでの気持ちの張りがなくなり、急速に社会参画への意欲を失っていくお年寄りも少なくないようです。

けれども、やはり重大事故に直面してからでは遅いため、ご家族など周りの方から、本人が深い喪失感を味わうことなく免許の返納を実現できるようサポートすることが大事です。

免許返納をすすめるとき、今まで愛用していた車への思い入れ、楽しかった体験などをじっくり聞くことで、気持ちを整理できる効果があるそうです。アルバムを見ながら、家族旅行の思い出などを共有していただくのもいいかと思います。

強い口調で「危ないからもうやめて」というのではなく、**「これまで運転してくれて助かったよ。ありがとう」と感謝の気持ちを伝えたうえで**、「そろそろやめておこうか」と話して納得してもらえるといいですね。

50 よりよいシニアライフを過ごすために

歳を重ねて現役を引退すると、社会や家庭の中での役割を失い、生きがいまでなくし、うつ病になってしまう人が少なくありません。一方、新たな場所で自分の役割を見いだし、はつらつと人生を謳歌される方も大勢いらっしゃいます。

認知症の研究をライフワークとした父も、歳をとるにしたがって、研究の場から徐々に離れていきました。しかし、認知症になったことでメディアの取材が相次ぐようになり、当事者として感じていることを多くの人に伝える機会をいただき、父にとっては幸せな状況に恵まれました。**認知症やうつ病になっても人の役に立てたと感じられる体験を持つことはとても重要で、それが暮らしの障害を減らしたり心穏やかに過ごせたりすることにつながっていくこと**を父から教わったように思います。

私たちはみんな、いつまで生きられるかわからないなかで日常の生活を送っています。

大きな地震や自然災害は、いつ起こるかわかりません。毎日どこかで事故などに遭う可能性がありますし、何らかの原因で命を落とされる方もいます。みな限られた時間のなかで生きているのですから、**「もう歳だから」とは考えず、一日一日を丁寧に、今持っている小さな幸せを喜びながら生きていけるかが大事**ではないでしょうか。

父は若い頃からずっと忙しく働いていたので、私は父とゆっくり話した記憶がありません。忙しいなかでも、ときにはご家族で昔の写真を見て思い出話をしたり、好きな食べものを味わったりしながら過ごせると有意義かなと思います。介護が必要になったら、さまざまな介護サービスも受けられます。父はデイサービスに行くのを嫌がることもありましたが、慣れると「至れり尽くせりでお殿様みたいだ」と積極的に参加することもありました。

肉体的な体力の衰えは年齢とともに強まるかもしれませんが、私たちは毎日経験値を積み、昨日の自分よりも今日の自分は精神的に成長することができているはずです。いつまでも元気に過ごせるのが一番ですが、健康に不安があったり気持ちが疲れてしまったりしたときは医療を利用して回復をはかっていただけたらよいのではないかと思います。

長谷川洋医師の臨床日記
～精神科医の父から教わったこと

6 コロナ禍に電話で教わったこと

偶然の出会いを喜び、運よく出会えた、いいご縁があったと感じることが大切

父が亡くなったのは令和3年11月、コロナ禍の中でのことでした。

老人ホームでは面会の要件がいくつかあり、特別養護老人ホームでも仕事をしている私は面会自粛をしておりました。

実際、面会に行くとなると自宅から1時間かかり、渋谷駅での乗り換えでの人混みもあり、面会が遠のいておりました。

電話で30分ほど話すのは、時間的にも体力的にも無理なくできることではあるのですが、それでも自分の体調がよくて、仕事の宿題がないときでなければ電話をするのも億劫に感じていました。

仕事で患者さんの話を聞くことはできても、身内の話を聞くことは難しいものです。プロにお

願いできることはお願いして、身内でないとできないことを自分で行う。昔話を一緒にしたり、アルバムの写真を一緒に見るのがいいのかなと思います。

亡くなる数カ月前、父はキリスト教徒ですが、なぜか仏様の話を私に切り出しました。仏教徒の方には失礼な話だと思いますが、親子の他愛ない会話とご容赦ください。

「仏様はさ、ほっとけさま、なんじゃない？ 仏様はさ、ほそーい目をされているだろ？ きっと仏様がさ、目を見開いておられたら、見えすぎて怒ったりされるんじゃないかな。細い目ですべてが見えないからいいんじゃないのかな」と。

これは、私に注意したいことがあるけれど、目を細めてあまり見ないようにしているぞというメッセージだったかもしれません。

父は耳がよく、白内障の手術をしたおかげで小説を読むことも楽しんでいました。とくに夏目漱石は気にいって何度も読んでいました。「漱石を読む前の自分と今の自分は明らかに違う。成長できているって感じるんだよな」といっていました。

最近の著しいインターネットの発展で私たちはたくさんの情報や楽しみをいつでも得られますが、一方で情報過多のなか、楽しいことや好きなことをゆっくりと楽しみにくくなっているかも

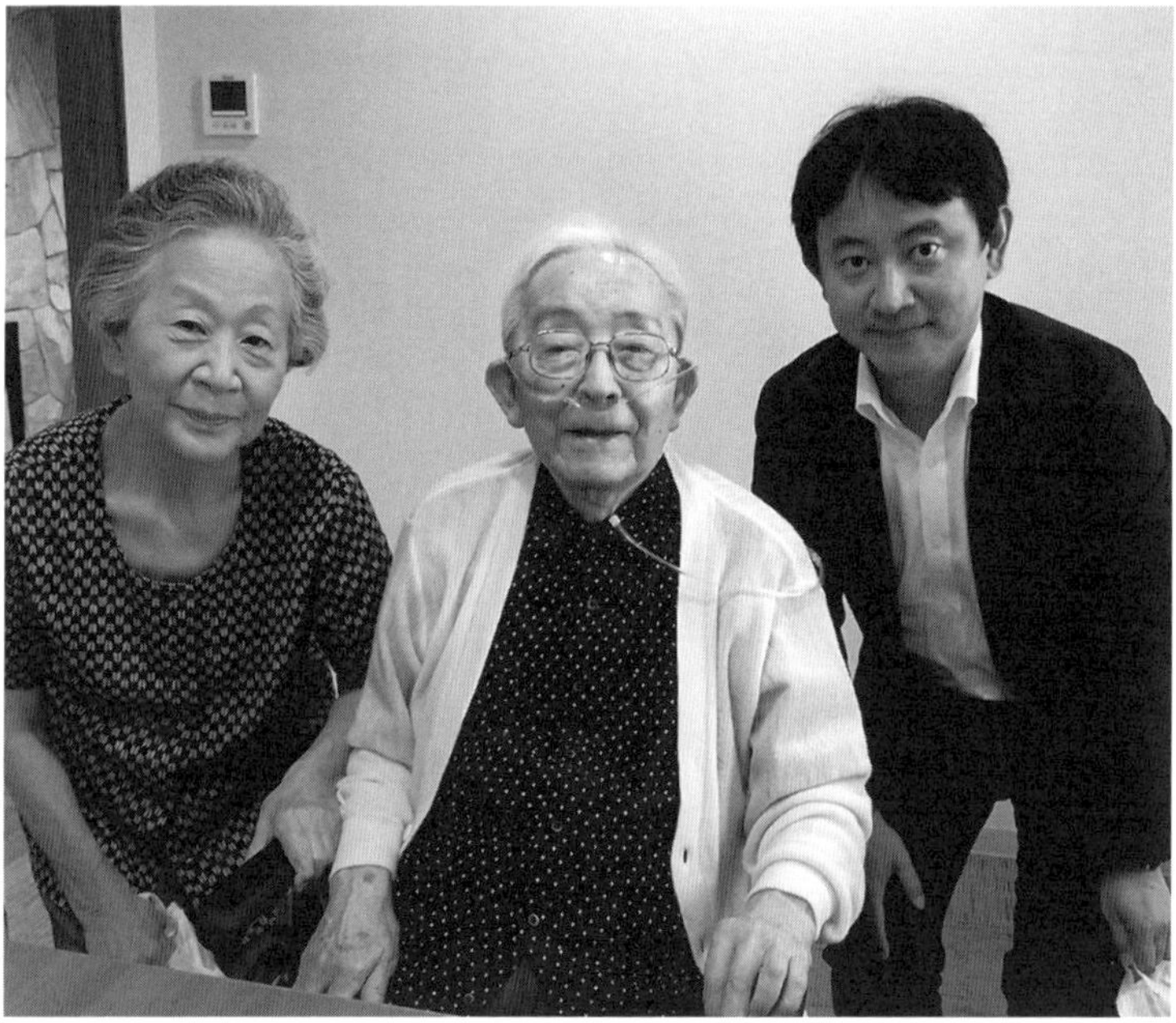

令和3年、老人ホームに入所した両親と私

しれません。

またストレス解消に自分の好きなことをする気分転換は、疲れすぎてしまうとなかなか思い浮かばなくなるようです。


うつ状態や不安状態が強まると、気がつくと過去の嫌な体験を繰り返し思い出していたり、今後将来にこんなことが起きたらどうしようという心配、不安なことを繰り返し考えたりしてしまい、心が疲弊してしまうのでしょう。

好きな音楽を1曲聞く、好きな飲み物を飲む、息をゆっくり吐く、空を見上げて雲の動きを追ってみる……。なるべく簡単にお金をかけずにできることを多く行っていくのもいいように思います。

父のように自己肯定感を保ち、人生を完走できたら幸せだろうなと思います。

また、こんなことも父は話していました。

「桃太郎って話あるだろう？……あれは偶然の連続の話だよね。桃が川から流れてきて、たまたま川で洗濯していたおばあさんが見つけてくれて、それを家に持ち帰って、桃から生まれた桃太郎が鬼退治をしてくれたんだ。たまたま偶然の話だよな」

私たちはたまたま偶然の出会いの積み重ねで日々過ごしています。偶然の出会いを喜び、運よく出会えた、いいご縁があったと感じることができる体験を積み重ねられるといいのかなと思います。

今回、この書籍を手にとってくださった方々にとって、こちらの本との出合いがより良い時間、良い体験、今後の暮らしやすさにつながれたら幸せです。

■監修
長谷川 洋（はせがわ・ひろし）長谷川診療所 院長
1970年東京都生まれ。1995年聖マリアンナ医科大学卒業後、同大学神経精神科に入局。 2003年から聖マリアンナ医科大学東横病院精神科主任医長を務めたあと、2006年に長谷川診療所を開院。地域に生きる精神科医として小児から高齢者まで、さまざまな精神疾患の治療とケアに従事している。精神保健指定医、日本老年精神医学会専門医、日本精神神経学会専門医。聖マリアンナ医科大学非常勤講師、東京医療学院大学非常勤講師、川崎市精神科医会理事、神奈川県精神神経科診療所協会副会長。

〈参考文献〉
よくわかる高齢者の認知症とうつ病 正しい理解と適切なケア／長谷川和夫・長谷川洋著
（中央法規出版）

編集協力／ミナトメイワ印刷株式会社、株式会社エスクリエート
執筆協力／戸田恭子
デザイン／株式会社アイエムプランニング
本文イラスト／高橋なおみ
校閲／宮崎守正

60歳から知っておきたい
認知症ではなく「うつ」だと知るための50のこと

2023年10月31日　初版第1刷発行

監修者　長谷川 洋

発行者　小宮英行

発行所　株式会社 徳間書店
〒141-8202
東京都品川区上大崎3-1-1
目黒セントラルスクエア
電話 編集 03-5403-4344／販売 049-293-5521
振替 00140-0-44392

印刷・製本　大日本印刷株式会社

© Hiroshi Hasegawa 2023, Printed in Japan
ISBN978-4-19-865704-8
乱丁、落丁はお取り替えいたします。

※本書の無断複写は著作権法上での例外を除き禁じられています。
　購入者および第三者による本書のいかなる電子複製も一切認められておりません。